世图心理

博客：http://blog.sina.com.cn/bjwpcpsy

微博：http://weibo.com/wpcpsy

重建依恋

自闭症的家庭治疗
（第二版）

易春丽

周婷 —— 著

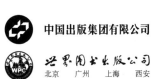

中国出版集团有限公司

世界图书出版公司
北京　广州　上海　西安

图书在版编目（CIP）数据

重建依恋：自闭症的家庭治疗 / 易春丽，周婷著. 2版.—北京：世界图书出版有限
公司北京分公司，2024.6. --ISBN 978-7-5232-1362-9

Ⅰ. R749.94；G760

中国国家版本馆CIP数据核字第202447S6A3号

书　　名	重建依恋：自闭症的家庭治疗（第二版） CHONGJIAN YILIAN
著　　者	易春丽　　周　婷
策划编辑	李晓庆
责任编辑	李晓庆
出版发行	世界图书出版有限公司北京分公司
地　　址	北京市东城区朝内大街137号
邮　　编	100010
电　　话	010-64038355（发行）　　64037380（客服）
网　　址	http://www.wpcbj.com.cn
邮　　箱	wpcbjst@vip.163.com
销　　售	新华书店
印　　刷	三河市国英印务有限公司
开　　本	880mm×1230mm　1/32
印　　张	11.125
字　　数	220千字
版　　次	2024年6月第2版
印　　次	2024年6月第8次印刷
印　　数	24001—29000册
国际书号	ISBN 978-7-5232-1362-9
定　　价	59.80元

作者序一

《重建依恋：自闭症的家庭治疗》这本书出版有六个年头了。我一直以为写完这本书就解放了，家长看书就能解决问题，后来发现完全不是这样。我有一个500人的家长微信群，叫"重建依恋家长读书群"。我从群里家长的发言就能看出，能读明白这本书的人屈指可数，这真的出乎我的意料。会有很多人存在误读，也会有人抓不住重点，还有人担心重建依恋的过程是否会惯坏孩子。或许未来我该开一些讲座。也许仅仅通过写书，我很难传递清楚自己的理念。

有很多人觉得重建依恋就能解决所有的问题，这绝对是错觉。重建依恋只是康复的第一步，后面还有很多步。家长养育自闭症儿童就如同升级打怪。我在《亲密不再遥不可及：自闭症家庭治疗实录》的后记中有相关描述，不过看这本书的人很少，可能也没人重视这个部分。趁着这次再版《重建依恋》，我将《亲密不再遥不可及》的后记大部分平移过来，让读者了解重建依恋之后可能面临的难关，做好心理准备。关关难过，但我们还是要关关过。

陪读是我认为特别重要且有效的自闭症干预手段之一。不要说我何不食肉糜。陪读可以预防孩子在未来出现更严重的心理问题，所以该陪读，就要陪读。本书中关于陪读的内容来自我的另一本书《上学困难，怎么办？》。如何解决特殊儿童的上学困难问题？陪读或许是一个不坏的选择。《亲密不再遥不可及》和《上学困难，怎么办？》是《重建依恋》的配套和延伸，建议大家同时读一读这三本书。

在新版《重建依恋》中，我们把《新假说：自闭症是婴儿期的创伤后应激障碍》作为重要的原始文献放在书的最后。《重建依恋》是建立在这个假说的基础上的。虽然我们在书中会反复提到以上假说，但是毕竟不够全面。直接在书的最后提供原始文献的全文，可以方便大家，省去查询的麻烦。

在新版《重建依恋》中，我们移除了案例的部分，使得本书更加理论化。《亲密不再遥不可及》比较重视实操，是《重建依恋》的姊妹篇。有需要的读者可以读一读。

作为一个懒人，我基本上会在出第二本、第三本图书的时候，对《重建依恋》进行更新。其实本版更新的章节本该出现在《重建依恋》第一版中，但是因为当时我实在写不动了，出书又有交稿时间，只好作罢。在我看来，《亲密不再遥不可及》

和《上学困难，怎么办？》这两本书的部分内容是对《重建依恋》的修订。说不定未来我还会出其他的书，继续修订《重建依恋》。等攒够资料之后，或许我会再出第三版《重建依恋》。

感谢读者对《重建依恋》第一版的支持，也欢迎购买《重建依恋》第二版。这本书不仅适合特殊儿童的养育，而且适合普通儿童的养育。期待未来这本书能够成为家庭养育方面的案头书，每家一本。真的不会错的哦！

易春丽

2023/12/1

于燕秀园

作者序二

2018年《重建依恋：自闭症的家庭治疗》第一版面世至今已有六年。以易春丽老师长期与自闭症儿童及其家庭工作的经验与临床心得为基础，我们经过对资料的梳理、对现象的提炼，提出了对自闭症儿童的家庭进行教养干预的理念：以亲子关系为最优先级，通过亲子关系带动自闭症儿童的社会性发展。本书第一版的出版大大促进了这一理念的传播。很多家长通过看书，接触到这一理念，并在教养中践行这一理念。我们的理念引发了同行间的讨论，让大家产生了一定共识：父母作用的加强，是促进儿童功能提升的重要环节。

在这六年中，我也在继续开展自闭症的相关研究。通过追踪科研文献，我看到基于依恋的教养干预有了越来越多的实证研究证据。这些干预方法其实在十几年前就有临床应用。通过对干预方法的手册化和相对严谨的研究设计，研究者对其有效性进行了验证，并得到了令人振奋的结果。我们在新版中增加了关于教养

干预研究的综述，以期让读者了解这一领域的研究进展。在基于
依恋的教养干预中，不同方案都强调父母对自闭症儿童的敏感性
和反应性行为，强调父母对自闭症儿童的行为和意图的理解。这
些积极的教养干预与我们的干预理念一致。实证研究发现，基于
依恋的教养干预能够促进自闭症儿童的社会性发展，并对他们的
语言发展有积极作用。这类教养干预方法还被用于高风险婴儿的
预防性干预，可以降低其确诊自闭症的风险。基于依恋的教养干
预似乎对于小龄自闭症儿童的效果更好。与此同时，我们看到，
这类教养干预方法基本上是长程的，需要家长有大量的投入：家
长需要意识到亲子关系的重要性，在认知层面了解与孩子沟通的
方法，在践行相关教养方法方面有足够的行动力，能够在反思中
改进自己的教养方法。这类教养干预方法在对自闭症儿童的功能
的改善方面还可能出现延迟效应，即在干预结束一段时间之后，
才能测量到儿童行为的变化。因此，家长要坚持将干预理念和技
巧内化，随时随地将其运用于日常的教养活动。这对于父母来
说，并不是一件轻松的事。如果好的方法无法被成功使用，就难
以得到积极的干预效果。从这个角度看，要进一步讨论的不是依
恋干预的有效性，而是如何使用相关干预方法，如何增强干预的
可行性以及提升干预的有效性。

为了提升干预的可行性，提升服务可及性是需要得到考虑的。当前促进亲子关系的相关干预还很不足。通过写书，启发家长自我提升，是我们正在做的努力。这当然是不够的。希望此类干预今后能够融入自闭症儿童的综合干预服务中，从而让家长能够更好地定位自己在相关干预中的角色，更好地获得指导，更有目标感，更加从容。

教养干预是否能够成功为家长赋能，是影响干预可行性和有效性的重要因素。依恋干预的初衷在于提升自闭症儿童的社会性。然而，由于其重点在于改变家长的教养观念和行为，因此家长的获益是更快速和直接的。这在我们初步的干预研究中得到了验证。因此，干预者要注意与家长结成干预同盟，注意和家长换位思考，与家长共情，加强对家长的心理支持。在此基础上，干预者再去启发家长更好地理解儿童并给予敏感性教养行为。在干预中提升家长的养育效能感，降低其教养压力，是提高干预依从性和干预效果的重要方式，能够鼓舞家长坚持相关理念和行为。

总的来说，对自闭症儿童的家庭进行基于依恋的教养干预得到了越来越多的实证研究支持。本书承载了相关干预理念，对其起到了一定的传播作用，并将在今后继续发挥作用。希望本书对儿童和家庭心理治疗从业者、特殊教育从业者有所启发。希望在我国现行自闭症的干预体系下，基于依恋的教养干预能够得到改进和完善，被纳入对自闭症儿童的综合干预中，为自闭症儿童及其家长带来福祉。

周婷

2024.1.1

于北京

前言

《重建依恋：自闭症的家庭治疗》这本书实际上在十几年前就有了雏形。2002年，我接了第一个疑似自闭症的案例，当时就推测自闭症和创伤有关。2003年，德国的专家组来中国做治疗创伤后应激障碍（PTSD）的培训，我问当时的一个儿童心理专家，自闭症是否是婴儿期的创伤后应激障碍。她没有这方面的经验，所以没有给我肯定的回复。

或许是天分，或许是本能，我根据自己做家庭治疗的理念来指导家长，竟然取得了意想不到的效果。为了证明自己的治疗有效，我开始在网上发帖招募新的来访者。因为我的干预理念和现在整个自闭症的干预方向是相反的，所以最初敢来我这儿"冒险"的家长并不多。家长还是更希望训练孩子。有些家长来找我咨询，但是骨子里还是更倾向于训练。毕竟结果可能不符合预期。孩子的问题很可能是长期存在的，父母需要先解决自己的创伤。

我还记得自己在2001年刚开始念博士的时候，随李子勋老师出诊了半年时间。李老师是做系统家庭治疗的，他经常问患儿的家长，如果孩子的问题一直存在，你们会怎么想？我猜这是通过提问，让家长认识到，他们解决问题的那一环也许在他们自己身上。当孩子状态不好的时候，父母应该先行调整好自己，让自己具有养育能力，而不是期待孩子的好转成为安抚自己的良药。

在自闭症干预领域里，我觉得咨询师需要具备一个特别重要的天分，那就是能恰当地解释自闭症儿童的行为。我相信对于自闭症儿童来说，他们的想法是有逻辑的，他们也会给我们一些信号，只不过这个信号是不明显的、微弱的。对于我们咨询师，或者父母来说，能读懂自闭症儿童的某些情绪和行为，对建立亲子之间的关系是非常重要的。所以我们实验室的研究生很多时候在做的就是解读自闭症儿童的细节行为。家长也可以通过我们的帮助学会怎么解读自闭症儿童的行为。比如有一个家长说，她让儿子做什么，儿子不理，她就知道儿子在说"不"。如果她儿子喜欢的话，可能直接就去做了。这也是她慢慢摸索出来的。如果在之前她很可能会认为，她的儿子没听见是因为听力有问题或者是注意力有问题，她可能会选择说话声音更大些，表情更夸张些并且反复说。现在家长可以通过孩子执行"是"的反应，来推断他什么反应意味着"不"。

咨询师的家庭干预一方面教会了家长读懂自己的孩子，另一方面给患者家庭或者父母提供了最重要的支持，能帮助他们在前行的路上走得更好。

虽然这本书很早就有了雏形，但是因为我自己拖延的个性特征，一直没有付梓。我平时不喜欢写文章，一写东西就有阻力。

这本书能够出版，我最应该感谢的人是我的合作者周婷，她是北京大学心理系毕业的博士，现在在北京中医药大学当老师。周婷用了三四个月的时间把我提供的资料整理成书，并且添加了一些相关的参考文献，作为对这本书的学术支撑。当初我们希望在4月2日"世界自闭症关注日"推出这本书，但因为去年12月底，周婷的女儿生病，所以我们耽误了一个月时间。这里我要感谢于彬老师和李晓庆编辑，当我们今年1月底交出书稿之后，她们加班加点，保质保量，让本书能够在4月2日与读者朋友见面。

另一个我要特别感谢的人是我的弟弟易桂宁。这本书的文字誊录工作都是由他完成的。这本书的素材来源于我于2012年在北京大学教授的《自闭症家庭干预》课程的课堂录音，以及我做自闭症咨询的一些录音。总之，没有这些米是煮不出今天这锅饭的。

我还要感谢我们实验室所有参与校对的同学。这本书的内容最初只是录音转化后的文字，基本上是口语化的表达。因为这些话原来都是我说的，我看不出来有什么问题，所以这本书在交给出版社的编辑之前，我们实验室的同学先行校对了一到两次，尽量用书面语替代了口语的表达。参与校对的同学包括周晨琛、龚云清、许天怡、林雪芳、侯晓晗、郑珈辰、黄慧。她们在校对这本书的过程中，也对我的书给予了充分肯定。

我要特别感谢我的师兄钟杰博士、我的师妹王倩博士以及中国青年政治学院副教授任苇老师，他们在百忙之中抽出时间为本书作序。

最后，我要感谢所有来找我做咨询的家长，是你们给了我机会，让我在自闭症领域探索出一片新天地。如果你们没有选择"冒险"，相关从业者在进行自闭症干预时仍旧会紧盯着自闭症儿童的症状，而不是从系统的角度、从家庭的角度出发，对自闭症儿童的养育重新理解。

这本书看起来侧重的是自闭症儿童的临床干预，但是这本书推崇的理念可以应用到所有和婴幼儿心理创伤有关的干预当中。

我们认为，这本书的读者群体包括临床工作者、精神科医生、心理咨询师、自闭症干预人员、社工。最大的读者群体是婴幼儿的家长。我们不要等婴幼儿受到了心理创伤，再去临时抱佛脚，而要事先预防，减少孩子自闭症或者其他心理问题出现的风险。因为现在很多自闭症儿童会随班就读，学校的教师也会承受巨大的压力，所以对自闭症儿童的理解有助于教师找到更有效的和自闭症儿童相处的方法。

希望本书的出版能够推动自闭症的研究与干预，为父母养育婴幼儿提供借鉴，预防婴幼儿罹患心理疾病。

易春丽

目 录
CONTENTS

第一章
认识自闭症

第一节　自闭症的症状表现和症状解读

自闭症，也被称为孤独症。在学界的普遍认识中，最早诊断自闭症并为其命名的先驱之一，是来自美国约翰霍普金斯大学的儿童精神病学家里奥·肯纳（Leo Kanner）。肯纳在1943年的一篇文章中，描述了11位求诊儿童的共同特征：他们对社交活动毫无兴趣，专注在刻板重复的事务中，对"求同"（sameness）抱有执念，并十分抗拒改变。他将这样一种新的精神症状命名为婴儿期自闭症（infantile autism）。几乎同一时期，奥地利维也纳大学的儿科专家汉斯·阿斯伯格（Hans Asperger）也发表了一篇案例报告。他报告的一组病人表现出与肯纳的病人类似的特征，他们虽在具体症状上有很大差异，但总体都表现出社交退缩和重复刻板等行为特征。阿斯伯格将其称为自闭性精神障碍（autistic psychopathy，Simon Baron-Cohen，2015）。肯纳和阿斯伯格被认为是最早发现和诊断自闭症的精神病学家。经历数十年，学界对自闭症的认识大大提升，自闭症被定性为一种广泛性发育障碍

（pervasive developmental disorder），被纳入儿童精神疾病的诊断指南中（Carrington et al.，2014）。

2013年发布的美国《精神疾病诊断和统计手册》第五版（DSM-V，Diagnostic and Statistical Manual of Mental Disorders-V）确定了自闭症的两大核心症状，即社会交流和社交互动方面的持续性缺损，以及重复刻板的行为模式、兴趣或活动。

社交的持续性缺损

自闭症儿童在社交方面的缺损有多种具体表现。首先，这些儿童难以用非言语行为来调控与他人之间的交互行为。比如，他们缺乏与他人的目光对视，很难做眼神的交流。我们可以观察到，这些孩子的目光有些涣散，眼神有些迷茫，甚至连眼光的流动都是非常慢的；他们也很难用社交手势和人交往，自闭症儿童很难领会他人社交手势的含义，更无法做到主动使用社交手势跟人交流。另外，这些儿童明显缺乏将社交情景和情感联系起来的能力。例如，在本该让人快乐的社交情境中，这些孩子可能体验不到快乐，而当别人很伤心时，他（她）可能会笑。这些情形会让他人感到莫名其妙，也会让父母感到尴尬。

由于这些社交方面的障碍，自闭症儿童的社会适应性普遍较差，他们不会"察言观色"，不懂社会生活的基本规则，因此常常在生活中造成很多麻烦和误会，这也使他们难以和同龄人建立同伴关系。

关于社交缺损这一症状，有大量研究试图从心理理论（theory of mind）发展受限的角度进行解释（S. Baron-Cohen, Leslie, & Frith, 1985; Jones, Happe, Gilbert, Burnett, & Viding, 2010）。心理理论强调的是个体能够了解他人的观点、想法和意图的能力，这一能力能够帮助个体更好地理解他人的行为和情绪。正常儿童在4岁左右能够发展出这种能力，有研究认为，自闭症儿童在这方面的发展存在明显缺失，从而限制了其对社交情境的理解。早先也有研究认为，自闭症儿童的情感共情能力发展受限，无法对他人的情绪体验感同身受，这也与自闭症儿童在社交场合的不适宜表现有关（Dapretto et al., 2006）。然而，最新研究（Fan, Decety, Yang, Liu, & Cheng, 2010; Press, Richardson, & Bird, 2010）发现，这些儿童的镜像神经元系统与正常发展儿童没有显著差异（镜像神经元异常被认为与情感共情能力缺失有关）。在问卷调查和行为实验中，这些儿童的共情能力得分也不低于正常发展儿童（Jones et al., 2010）。因此，自闭症儿童的心理理论发展受限和共情能力缺陷这一推测并没有得到研究共识。我们的临床观察和访谈研究发现，这些儿童并不处于对外界情绪刺激隔绝的状态，他们对父母情绪状态的感知十分敏感（Zhou & Yi，2014）。而其情感和社交情境不匹配的问题，或许与这些儿童更多关注自身而非社交情境有关（Sucksmith，Allison，Baron-Cohen，Chakrabarti，& Hoekstra，2013）。

根据相关治疗经验，所有症状的康复过程中，与社交相关的症状康复速度很缓慢，往往是最后康复的。从社交对象上看，康复的顺序一般是先和父母的互动变好，之后是和其他成人，最后才是同伴关系的好转。在咨询中我们会认为，培养孩子的社交能力，应该从良好的亲子互动开始。小朋友和谁相处是最舒服、最放松的？答案往往是父母。因为父母是最了解他的，而且对他最包容。我曾看到过一个4岁女孩和爸爸用平板电脑玩切水果游戏的情景。他们比赛的结果是小女孩输了，爸爸笑着问她："你赢了还是输了？"她说："我赢了。"同时，她把平板电脑转过来，假装爸爸的分数是她的分数。她会用耍赖、撒娇的方式和爸爸进行互动，爸爸也允许她得逞，愿意让着她。试想，如果玩伴换成其他小朋友，这种良好的关系就很难维系了。那么，又有什么信号代表孩子和父母的关系变好了呢？我观察到的一个信号是：孩子开始关注父母的感受了。他最关注的是，父母生他气了吗？比如，孩子会故意惹妈妈生气，当妈妈的表情变了，他就开

始问："妈妈你生气了吗？你是不是生气了？"当他不停地确认
父母是否生气的时候，就代表他开始关注父母的感受了，这是一
个好转的表现。

即使自闭症儿童和父母及其他大人的关系在慢慢变好，他
和同龄人关系的改善可能还是会滞后一到两年，会比预想的慢得
多。家长需对这一点有心理准备，要降低期待，否则很容易感到
挫败。有些家长会邀请一个小朋友跟自己的自闭症孩子"交朋
友"，强迫自己的孩子和对方进行人际互动，其结果很可能不理
想。因为自闭症儿童往往缺乏规则意识，在游戏中需要他人的谦
让。而其他小朋友不太可能，也没有义务给予对方包容和关爱，
他们自己也正处于需要照顾的年纪，又如何承担关照别人的责任
呢？如此，双方在一起很容易发生冲突，很难建立起长期友好的
关系。在推进孩子的人际交往时，家长需要很小心，应该避免这
种激进的做法，放弃不切实际的期待。

重复刻板的行为模式、兴趣或活动

大部分自闭症儿童都会表现出不同类型的单调兴趣、重复
刻板行为和强烈固执的个人化规则。研究者将这个大类的症状
分成两种亚型：（1）重复的感觉运动行为（repetitive motor and
sensory behavior，RSM），如反复晃手或手指的动作；（2）

对一贯性的坚持，包括狭窄的兴趣、僵化的日常行为规范等（Cuccaro et al.，2003）。

他们的兴趣会是非常特别而单调的。在我接触到的案例中，有个孩子喜欢把玩具依次排开，他对这样的顺序非常坚持，谁也不能碰他排列的东西，如果弄乱或者弄倒了，他就会崩溃。另一个孩子特别喜欢钻隧洞，如果父母带他走一条没有隧洞的路，他就会很生气，会不停地闹。我还遇到过一个喜欢听水声的孩子，无论到哪儿他总要第一时间找洗手间，要在里面玩水。很多这样的孩子会沉湎于物体的某个部件，比如，有孩子特别喜欢看汽车的轮子飞快旋转的过程。他们总是关注物而不是关注人，并且他们关注的往往是部分而不是整体。这些孩子的兴趣很个人化、很特别，也很局限。他们对这些偏好的坚持十分强烈，不容反驳。

这样的孩子往往不喜欢变化，僵化地坚持常规或仪式化的行为模式。他们要求走固定的路线，如果家长开车走不熟悉的路线，孩子就有可能发脾气。他们往往不喜欢穿新衣服，所以换季的时候会让家长十分困扰。很多孩子只吃固定的食物。有家长讲，他的孩子原来只吃肉，后来有意要求他也要吃菜。经过这位家长不断的努力，孩子终于吃菜了，但是又变成了只吃菜不吃肉。

这些孩子常常有特定的、看似无意义的刻板动作，最常见的是把手指放在眼前晃。有些孩子还会有身体扭动的动作。很多家长能观察到，自闭症的小孩特别害怕和他人的身体接触。你抱他的时候，他的身体总是扭着的，在肢体上不会和你配合。他们一般不喜欢剪头发，不准别人碰他脑袋后面，这会让他们感觉到危险。同样，他们也不喜欢被别人剪指甲。在临床观察中我们发现，一旦这样的孩子和父母关系变好之后，妈妈再抱他，他就配合多了。在一次观察中，我发现小朋友出了好多汗（那是夏天的时候），妈妈拿纸巾在他脖子上擦了一下，也许纸巾比较硬，擦得不舒服，他马上就做出了躲避的动作，但如果妈妈用手直接接触他擦汗，他就不会太闪躲。那时候他和他妈妈的关系已经很好了，已经不太抗拒和妈妈的接触。

自闭症孩子的刻板行为和兴趣使得父母在养育的时候面临很多困难。首先，父母需要花一定的时间才能理解他们，了解他们坚持的秩序和仪式是怎样的；其次，父母还需要认真将孩子的秩序要求泛化到日常生活当中；最后，父母还需随时准备安抚因为秩序感被破坏而情绪崩溃的孩子。因此，这些孩子的父母往往长期承受着过大的心理压力，容易出现焦虑、抑郁等情绪问题（Ingersoll & Hambrick, 2011; Rao & Beidel, 2009; Weiss, 2002; Casey et al., 2012）。因此，在治疗中，我们会非常强调对父母的理解和支持。

语言缺损

除了两大核心症状，相当部分的自闭症孩子在语言方面会有质的缺损（Gernsbacher，Morson，& Grace，2016）。这往往是多数孩子来诊的重要原因。我认识的一个家长说过她带孩子就诊的缘由。在孩子长到两三岁需要申请幼儿园的时候，老师对她说："你的小孩不会说话，我们不能收。"再换个幼儿园也是一样的结果。幼儿园老师提醒她说："回去排查下自闭症吧。"于是她上网搜了一下，发现儿子的大部分症状都能对上。但这之前她是完全没有意识到的。这是因为在孩子较小的时候，父母对其在社交上的问题是不太敏感的。在早期面对孩子的某些特征时，很多父母会觉得："这孩子天天都不黏我、不理我，只是有些内向。"但如果小孩两三岁还不会说话，他们就会开始害怕了。

有研究显示，超过50%的自闭症儿童都会表现出一定的语言发展缺陷，但缺陷的程度存在显著的个体差异。有的孩子会简单模仿一些语言，有的孩子到七八岁还不会说第一句话（Kwok，Brown，Smyth，& Oram Cardy，2015）。自闭症儿童语言发展障碍的具体症状也各不相同。一些小孩会有重复的语言，比如，一个小朋友见人就说："你家有几间房子？有多少窗户？多少门？"多数人会觉得，这孩子真奇怪。我跟他交谈很久才明白，这个孩子想表达的只有一句话：我们家房子很大。有些孩子还有构音障碍。我曾经做过一个案例，开始的时候，孩子会单独发元音和辅音，但没法把元音和辅音拼到一起发音。来我这里咨询了三次后，他可以把两个音拼到一起了。

运动发展障碍

自闭症儿童在运动发展方面也有障碍，他们的动作不协调是非常明显的。近年来的研究表明，运动发展缺陷也是自闭症的重要症状（Bo，Lee，Colbert，& Shen，2016）。很多自闭症小孩走路不协调，一般是踮着脚尖走路。他们上肢的大运动和精细运动发展情况也明显不如一般儿童，往往难以完成扔球、拼图等活动（Liu & Breslin，2013）。

越来越多的研究表明，自闭症儿童的运动发展缺陷与其社交功能障碍密切相关（Chukoskie，Townsend，& Westerfield，2013）。运动的学习要以观察和模仿为前提。大量研究已经证明，自闭症儿童的模仿能力是有缺陷的。最新研究发现，相关机制在于，自闭症儿童的视觉相关皮层和运动相关皮层激活的同步性存在问题，并且社交症状越重的儿童，不同步性表现越为明显（Nebel et al.，2015）。我们可以从社交障碍的角度来解释运动发展缺陷：自闭症儿童不愿意对他人和环境投注太多注意，这使得他们在信息加工时会有很多损失。由于这些孩子在观察阶段回避了过多信息，导致他们难以对成人的一些运动进行模仿学习，从而损害了他们的运动能力发展。

现在研究者大多采用感觉统合训练的方法来改善自闭症儿童的运动发展缺陷。然而，我们认为，运动相关症状的好转是与人际关系相关的。如果儿童的社交状况改善了，运动技能也会慢慢发展起来。有个家长曾和我讲，他的小孩总是学不会向前扔瓶子，常常拎起瓶子一下就甩到后面去了。他想让小孩学会这个动作，但是怎么都教不会。接受咨询了一段时间以后，那个小孩慢慢地开始观察别人。经过一段时间的观察，这个动作自然就会了，不用特意去教。小孩爸爸说："原来我们对照诊断标准，觉得哪条症状他都符合。这怎么办啊？该从哪条开始做去把症状消除呢？"而后发现，当孩子的社交情况开始慢慢变好，很多症状自然就好转了。因此我认为，促成各种症状好转最核心的地方在于人际关系的好转。

关于智力问题

传统观念认为，自闭症儿童存在明显的认知功能缺陷。然而，近年来的流行病学调查（Charman et al., 2011）发现，大概55%的自闭症儿童存在智力缺陷（IQ<70），但智商特别低（IQ<50）的情况并不常见，另外有28%的患儿智商在正

常范围之内（85<IQ<115），有3%的患儿智商高于正常标准（IQ>115）。可见，自闭症和智力发育迟滞的关联并没有传统观念认为的那么强。相反，自闭症儿童在某些认知领域有独特的优势，表现出明显的"学者型能力"（savant skills）。例如，他们在机械记忆、数学计算、音乐记忆等方面有独特的天赋（Simon Baron-Cohen, Ashwin, Ashwin, Tavassoli, & Chakrabarti, 2009；Meilleur, Jelenic, & Mottron, 2015；Treffert, 2014）。自闭症儿童在韦氏智力测验的积木测验（block design test）中的得分甚至高于正常发展儿童（Shah & Frith, 1993）。

有研究者认为，由于测量工具和测量维度的问题，自闭症儿童的智商可能被低估了。比如，使用瑞文智力测验测量智力时，自闭症儿童的成绩要比使用韦氏量表测出的成绩好30%～70%。这一现象在正常发展儿童中并不常见（Dawson, Soulières, Ann Gernsbacher, & Mottron, 2007）。阿斯伯格综合征患儿的瑞文智力测验分数甚至高于正常发展的同龄儿童（Hayashi, Kato, Igarashi, & Kashima, 2008）。有研究总结了自闭症儿童的智力特点，认为这些孩子呈现出高智商但发展不均衡的特点：他们有超强的知觉和空间推理能力，但在社交和语言方面存在明显劣势（Crespi, 2016；Mayes & Calhoun, 2007）。

我们认为，自闭症儿童可能表现出来的智力缺陷问题是与其社交功能障碍有关的。因为他们往往拒绝学习并会在交流中丢失信息。没有良好的信息输入能力，个体就无法很好地进行认知加工，也很难形成并吸收新经验，进而影响将其内化成自己的认知结构。久而久之，其认知能力就会受到影响。还需要注意的是，即使是智力正常的自闭症儿童，也可能存在严重的适应问题（Charman et al.，2011）。因此，自闭症儿童的核心问题，在于其社交功能缺陷。

第二节　我国的儿童自闭症现况

流行病学调查显示，在全球范围内，大概1%的儿童患有自闭症，并且近年来的患病率有上升趋势（Baird et al.，2006；Idring et al.，2015；Prevention，2012）。目前为止，由于缺乏全国性的系统流行病学调查研究，我国尚没有关于自闭症患病率的官方数据。香港研究者在2007年首先报道了香港地区的自闭症患病率，根据其研究结果，香港地区的自闭症患病率为5.49/10 000，其中15岁以下儿童的患病率为16.1/10 000（Wong & Hui，2007）。有研究者对国内多个小样本调查结果进行整合，认为我国大陆地区自闭症的患病率约为11.8/10 000（Sun，Allison，Matthews，et al.，2013）。国内学者认为，由于我国民众对自闭症普遍缺乏认识，很多患儿可能并未到医院就诊，并且由于能够诊断自闭症的专家力量明显不足，可能存在大量漏诊和误诊的情况。因此，自闭症的发病率有可能被低估（Huang, Jia, & Wheeler, 2012）。由此可见，自闭症的发病率比我们想象的要高得多。考虑到中国庞大的人口基数，我们可以推测，中国的自闭症患儿至少在百万级别。在性别比例方面，自闭症患儿中的男孩要显著多于女孩。根据香港学者报告的数据，自闭症患儿的男女比例为6.58：1（Wong & Hui, 2007）；北京大学精神病研究中心的数据显示，在该中心诊断的自闭症患儿中，男女比例为9.59：1（Huang et al.，2012）。在我们的咨询经历中，来诊的患者也大多是男孩。

近年来，我国的自闭症发病率呈现显著上升趋势。目前随着媒体和大众关注度的提高，父母几乎都听说过自闭症，并对其症状有了一定的了解。然而，真正了解儿童正常与异常发展区别的家长并不多。在很多案例中，有些两三岁前不说话的孩子只会被家长认为比较"孤僻"，有些症状不典型的孩子则被认为是性格"内向"等，因此可能错过了自闭症干预的关键时机。有研究发现，只有9%的父母在注意到孩子的一些不典型症状时会及时寻求诊断，而大多数家长并未采取行动。从注意到症状到就诊的平均时间差长达35个月之久（Huang et al.，2012）。

需要引起注意的是，虽然我国存在大量自闭症患者，但相应的医疗服务能力却还很薄弱，提供给这类特殊患儿的教育机会也很有限，并且这些资源往往集中在北京、上海等大城市。目前为自闭症患儿提供医疗服务的主要是大的公立医院，而能够提供相应特殊教育服务的则主要是一些私立特殊教育机构，这些机构往往是自闭症儿童的父母创建的。这两种机构间的合作并不常见，一个完整的服务体系并未建立起来（Sun，Allison，Auyeung，Matthews，et al.，2013）。因此，自闭症儿童的家庭面临着就诊求医困难的局面。

这些儿童的诊疗和康复也给家庭造成了沉重的经济负担。有研究发现，养育一名自闭症儿童，家庭每年的支出要比当地平均支出水平高出60%~70%，其中超过一半的支出被用于儿童的行为治疗上。在19.9%的城市家庭和38.2%的农村家庭中，用于患儿的治疗费用甚至超过其家庭收入（Wang et al.，2012）。另一项研究也发现，和养育正常儿童相比，养育一名自闭症儿童需要家庭每年多支出平均19 582.4元人民币，而这部分经济负担与不健全的医疗和教育系统有密切关联（Sun，Allison，Auyeung，Baron-Cohen，& Brayne，2013）。

第三节　自闭症的病因学探究

自闭症的发病跟什么因素有关呢？这是当前自闭症研究的重要课题。流行病学、遗传学、神经生物学和临床心理学研究者都从各自的学科出发，提出了自闭症发病的相关因素。目前被广为接受的观点认为，自闭症是多基因影响的遗传性疾病，遗传因素在自闭症发病中起到重要作用。除此之外，孕产期的环境因素可能与遗传因素交互作用，导致自闭症的发病。自闭症的症状源于大脑结构和功能发展的异常，而这种异常既有一定的先天基础，也可能与社会心理因素密切相关。

遗传因素

针对普通人群的家庭内研究发现，父母如表现出一定的自闭症相关特质（autistic traits），其子女更可能出现类似的特质，这就是自闭症特质的代际传递（Constantino & Todd，2005；Hoekstra，Bartels，Verweij，& Boomsma，2007）。在咨询中我们发现，有些自闭症儿童的父母有可能是过度敏感的。有位家长说，只要儿子早晨醒了，她就开始思考怎么带他玩，这让她每天都很紧张。双生子研究也发现，同卵双生子的典型自闭症同病比例高达60%，而异卵双生子的同病比例为0，说明基因因素在自闭症的发病中起到很重要的作用（Muhle，Trentacoste，& Rapin，2004）。遗传学研究划定了与自闭症相关的大量基因和蛋白，但仍难以确定这些基因和蛋白在自闭症的发病机制中具体是如何起作用的。

孕产期环境因素

除此之外，现有研究还认为，胎儿期和产后早期的环境因素会和遗传因素共同导致自闭症的发病（Hertz-Picciotto et al.，2006）。目前研究较多的胎儿期因素包括母亲孕期的感染和用药问题、过量服用叶酸和维生素、母亲孕期的重金属暴露等（Currenti，2009）。从理论上讲，这些因素可能会改变母体的免疫功能，从而影响胎儿的大脑发育。然而，目前尚没有足够的证据能够证明这些因素足以构成自闭症的致病因素。还有研究探讨的是胎儿是否足月、生产过程中的因素对自闭症的影响。有的研究认为，早产或者过期产、出生时存在缺氧问题与自闭症的发病有关（Kolevzon，Gross，& Reichenberg，2007）。在流行病学研究中，大量调查关注父母生育年龄与自闭症的关联。多数研究认为，父母的高龄与儿童自闭症的发病相关（Croen，Najjar，Fireman，& Grether，2007；Hultman，Sandin，Levine，Lichtenstein，& Reichenberg，2011）。母亲的高龄因素可能伴随孕期的各种并发症，从而影响胎儿大脑发育（Kolevzon et al.，2007），而父亲高龄与自闭症的关联可能与衰老导致的基因变异有关（Hultman et al.，2011）。

智力发展不均衡理论

在临床观察中，大家普遍发现，自闭症儿童似乎更多来自受教育程度高的家庭。然而在我的咨询中，自闭症儿童的父母的受教育程度各异，既有高的，也有低的。在接触中，我发现大部分家长是非常聪明的。有研究者从智力发展的角度提出，自闭症的症状特点与其超强、但不均衡的智力发展情况有关（Crespi，2016）。这个假说有一定的遗传学研究结果作支持：近年来有研究发现，自闭症相关的等位基因和高智力、高受教育水平相关的等位基因有显著重合（Buliksullivan et al.，2015；Clarke et al.，2015；Hagenaars et al.，2016）。正如上文所提到的，自闭症儿童在知觉、空间推理等方面有明显优势，但在社交、语言方面有显著劣势。超强的感知能力会让自闭症儿童处于感觉超敏（sensory hypersensitivity）状态中。实证研究表明，自闭症儿童确实在视觉（Bertone，Mottron，Jelenic，& Faubert，2005）、听觉（Heaton，Hudry，Ludlow，& Hill，2008；Lucker，2013）、触觉（Blakemore et al.，2006；Cascio et al.，2008）等多个感觉道都表现出感觉超敏的特征。自闭症患者葛兰汀（Grandin，1996）在自述中生动描述了感觉超敏的感受："被轻微触碰一下，似乎就会让我的神经系统哭泣，好像神经末梢都蜷缩起来了。"因为感觉超敏，自闭症儿童经常会暴露在感觉超载的环境中。有些对于正常发展儿童适宜的感觉刺激，对于自闭症儿童来说是难以忍受的。从这一点来看，我们可以理解为什么自闭症儿童总是要躲避不可预测的或者新的环境。

激烈世界理论

马克拉姆及其同事（Markram et al.，2010）从神经生物学的角度提出了激烈世界理论（intense world theory），用以解释自闭症的发病机制。他们的研究表明，自闭症儿童的大脑呈现出局部区域的高功能状态。这种集中在新皮层和杏仁核区域的局部神经团高功能状态使自闭症儿童表现出高知觉（hyper-perception）、高注意（hyper-attention）、高记忆（hyper-memory）和高情感激活（hyper-emotional reactivity）的特点。由于感觉超敏，自闭症儿童会对外界刺激进行严格筛选，选择待在信息有限、高度安全的内部世界中，而意外闯入或被强迫接触的新鲜刺激则可能引发其过度的焦虑反应（Markram & Markram，2010）。

婴儿期的创伤后应激障碍假说

基于激烈世界理论和智力发展不均衡说，我们提出了理解自闭症症状的新假说，用于解释自闭症典型的行为和情绪症状。我们认为，自闭症的典型症状与创伤后应激障碍（post-traumatic stress disorder，PTSD）的症状有极高的相似度，因此其可能是婴儿期发病的创伤后应激障碍。

首先，从症状学角度看，自闭症的典型症状与创伤后应激障碍的症状有高度重合。创伤后应激障碍的诊断要求患者发病前有创伤暴露史，呈现出创伤相关的闯入性症状（闪回、创伤内容的梦境、解离反应等）、创伤经历相关的持续性回避症状以及创伤相关的高唤起症状。

自闭症症状是否是由创伤事件引发的呢？回答这个问题之前，我们先来明确婴儿可能经历的心理创伤。人类新生儿是所有的小生命中最无助且最有依赖性的，根本不能独立生存。幸运的是，婴儿可以和他们的妈妈或者主要照顾者建立非常强的依恋关系（attachment）。这种强烈的母婴之间的情感依恋并不是一出生就表现出来的，而是逐步发展起来的，是通过母婴之间相互的强化建立起来的双向关系。鲍尔比（Bowlby，1951）是研究依恋的先驱，他认为要想在心理上健康成长，婴幼儿"应该体验到一种温暖、亲密和持续的关系"，这种关系是和母亲或者母亲的持久替代者之间建立的相互满意、可从中得到乐趣的关系。也就是说，母亲可以在给予婴儿关照的时候，通过婴儿给予母亲的情感正性反馈强化母亲照顾。母婴依恋关系在6~8个月达到很高的强度，这种依恋行为在进化过程中起着保护婴儿免受危险侵害的作用（Bretherton，1992）。

一旦依恋关系建立起来，婴儿就会出现分离焦虑。当父母离开时，孩子会被恐惧感及其他情绪困扰。这个时期从孩子出生后8个月持续到24个月。处理好分离焦虑，对孩子形成安全依恋关系是非常重要的。安全的依恋关系是由安斯沃思（Ainsworth，1979）提出的。安全依恋的婴儿会把母亲当成安全的港湾，婴儿从这里出发去探索。安全依恋的婴儿对他人的反应更为敏锐、更听话、更合作、更容易满足、更少哭泣。长大后其社交能力更好、有更好的同伴交往、对外界环境更感兴趣、更具有竞争力。

当婴幼儿在最重要的依恋期（2岁半之前）因为各种事件受到创伤时，包括和重要依恋对象的长期分离等，会对依恋关系造成损伤，以致难以完成爱利克·埃里克森（Erik Erikson）提出的第一阶段的发展任务，即建立对他人的基本信任（Erikson，1968）。

依恋相关的创伤是3岁前儿童最可能经历的心理创伤，这个时间与自闭症的发病时间高度重合。研究发现，自闭症儿童难以发展出安全的依恋关系（Naber et al.，2007；Rutgers，Bakermans-Kranenburg，van Ijzendoorn，& van Berckelaer-Onnes，2004；Rutgers et al.，2007）。失去了安全的依恋关系，孩子就失去了安全的港湾，没有对最亲密他人的依赖也就放弃了对最亲密他人的信任。当自闭症患儿放弃人际交往——甚至放弃和父母的人际交往时，也就丧失了前行的动力。

在我们接触的案例中，绝大多数都能找到与引发自闭症症状相关的依恋创伤事件，这些事件包括早期与重要他人的分离、照料者的频繁更换、严重的躯体疾病以及痛苦的就医经历、严重的家庭冲突，还有一些孩子虽然没有经历明确的创伤事件，但长期受到父母的负性教养。很多孩子是在经历了多重创伤之后出现自闭症相关的行为的。需要特别指出的是，在确诊自闭症之后，一些不合适的处置方法有可能继续给孩子造成创伤。例如，一些家长为了"矫正"孩子的自闭行为，强行将其送进幼儿园，让其进行社会交往。这一行为其实是将孩子暴露于他本身恐惧的环境中，有可能对孩子造成更大的创伤。和正常发展的儿童相比，自闭症儿童更容易受伤，这一结论已经得到实证研究的支持（Kerns，Newschaffer，& Berkowitz，2015）。

我们在创伤后应激障碍的框架下来看自闭症的行为和情绪症状，就会比较容易理解这些症状的意义和功能。自闭症儿童的社交功能缺陷可能是创伤后应激障碍的回避症状的表现。我们假设自闭症儿童的创伤相关事件是与人有关的，他们没有建立起对他人的基本信任，因此他们回避人际交往的行为其实是保护自己免受伤害的一种方式。他们狭窄而单调的兴趣，可能也是创伤后应激障碍的回避症状的一种表现。类似把手放在眼前晃这种刻板行为，其实一定程度上可以阻隔与他人的直接对视，从而减轻人际互动中的恐惧和焦虑。创伤后应激障碍的另一个核心症状是高警觉。这一症状在自闭症儿童身上也有典型表现。例如，睡眠障碍和自闭症的共病率高达45%～86%（Herrmann，2016），这些孩子常常有难以入睡、易醒，甚至梦游等问题。由于孩子的语言发展受限，我们难以判定这种睡眠障碍是否与创伤相关的梦境有关，但至少表现出创伤后应激障碍典型的高警觉症状。自闭症孩子的易激惹和注意缺陷问题，也可能与创伤后应激障碍的高警觉状态有关。上文提到的坦普·葛兰汀（Temple Grandin）描述的感觉超敏反应，也可以看成是创伤后应激障碍高警觉症状的表现。创伤后应激障碍还可以用以解释自闭症儿童的语言发展迟滞问题。欧洲对难民的研究发现，心理创伤会影响难民对第二语言的获取（Söndergaard & Theorell，2004；Vuijk, Kleijn, Smid, & Smith，2011）。近期一项针对自闭症儿童的研究也发现，创伤应激与自闭症儿童的表达性语言能力有负相关关系（Kavanaugh

& Holler，2014）。

我们提出自闭症或许是婴儿期创伤后应激障碍这一假设，并且认为其发病与依恋相关的创伤有关，而不认同精神分析学派早期提出的"冰箱父母理论"（该理论认为，孩子早年被父母拒绝是自闭症的成因）。结合上文提到的智力发展不均衡论和激烈世界理论，我们认为，这些孩子在生理层面有其独特的自闭症易感因素。他们的感觉超敏特征使其容易陷入感觉超载状态中，因而会带着高度警觉看待周围环境。他们倾向于高估环境的潜在风险，并且在经历负性事件时，会体验到过度的焦虑和恐惧。正是由于这些特征，自闭症儿童对于稳定和安全的环境有着比正常发展儿童更高的要求。"一般敏感"的父母在养育这些孩子的时候，都会觉得特别困难。要读懂这些孩子行为背后的意义和需求是一件特别困难的事情，要求父母有超强的领悟力，同时还要保证绝对的温暖和稳定。因此，我们对自闭症的干预会非常强调对父母育儿行为的帮助和指导。

第四节　自闭症的治疗现况

由于自闭症发病机制不明，各个学派根据不同的致病假设提出了不同的治疗方法。目前主流的干预方式是针对自闭症儿童的行为干预。下文将对此方法进行简单介绍并予以评价。

应用行为分析疗法

应用行为分析疗法（Applied Behavior Analysis，ABA）是二十世纪七八十年代兴起的行为干预方案，由依瓦·洛瓦斯（O. Ivar Lovaas）根据自己在二十世纪七八十年代加州大学洛杉矶分校积累的工作经验提出，目前被认为是治疗自闭症的主流方法。

最初的UCLA幼年自闭症计划（Young Autism Project）主要根据操作性条件反射的原理，为4岁以下的自闭症儿童设置高强度的行为训练课程，强调将行为目标分解成多个更容易完成的小目标，通过一遍遍演示，让孩子进行模仿。当孩子表现好时，训练师会强化这个好的行为，由此让孩子掌握一定的行为技能。比如说，训练师会给出这样的指令："我给你几个方块，有红的、绿的、蓝的。你要把绿的放在盒子里。"训练师会先给孩子示范一下。最后他希望孩子能听到指令后，自己把绿的方块放在盒子里。最初，当孩子出现不良行为的时候，洛瓦斯会使用大吼、电击等方式进行惩罚，但是现在的ABA干预更多采用强化而不是惩罚的方法。虽然ABA发展至今在治疗强度、时长等方面有一些变化，但总体都具备以下几个特征：（1）治疗在孩子3～4岁时开始；（2）保持高强度干预频率，每周训练时间达到20～40个小时，除此之外，还要求家长尽可能利用所有孩子醒着的时间帮助其练习；（3）采用个体化方案，针对语言发展、社交能力发展、日常生活自理能力等各方面的行为技巧进行训练；（4）采用行为分析过程进行循序渐进的训练；（5）治疗从一对一的方式开始，逐渐过渡到团体干预；（6）确保治疗目标遵循发展规律；（7）要求家长掌握一定的训练技能，并成为辅助治疗师（Maurice，Green，& Foxx，2001）。

国外学者对ABA干预的效果进行了大量的实证研究，多数研究表明：经过ABA干预后，自闭症儿童在运动、语言和简单的社交技能上有一定程度的恢复，部分孩子能够达到进入普通学校就读的水平（Eikeseth，Smith，Jahr，& Eldevik，2007；Eldevik，Eikeseth，Jahr，& Smith，2006；Sallows & Graupner，2005；Virués-Ortega，2010）。ABA干预的治疗效果与干预前症状的严重程度、进入训练时的年龄以及训练的强度都有关系。干预进行越早，干预前症状越轻，治疗效果越好。关于训练强度，相关研究认为，为了收到最好的干预效果，行为训练应该保持每周40小时的强度，采用一对一的方式，并且最少坚持两年（Eldevik et al.，2006；Smith & Lovaas，1998）。

虽然主流研究认为ABA干预能够有效缓解自闭症症状，但需注意，ABA治疗对自闭症不同症状的效果不尽相同：其对语言相关功能（如智力功能、表达性语言、交流等）的干预效果要优于非言语智力、社会功能和日常生活技能（Virués-Ortega，2010）。ABA相关干预研究常常采用智力指标作为结果变量，然而自闭症最核心的社交能力缺损这部分，则常常被忽略。

结合我们提出的创伤假说，我们认为，这种干预方式和我们的治疗原则相悖。首先，在采用这个方法的训练中，父母和训练师是主体，他们控制了孩子的所有行为。孩子自身的需求是没有空间去表达和满足的。因此，这样的学习环境很严苛，会给孩子带来极大压力。其次，这种方法对孩子的干预强度大。通过一遍遍地重复学习一个简单的动作或发音进行行为训练，对孩子来说既烦琐，又痛苦。试想，每周40个小时的训练，对于成人来说尚且难以坚持，更不用说是3～4岁的孩子。当孩子的状态不佳时，训练师和家长也很难保持良好的心态。最后，ABA干预要求父母担任一部分训练师的角色，在训练之外的时间帮助孩子练习。然而，在关于自闭症儿童养育的研究中我们发现，当家长承担训练师的任务时，家长和孩子的焦虑水平都会升高，亲子互动的质量更差，孩子的行为症状也更多。而当家长退回到养育者的角色时，他们更能够接纳孩子的症状，心态更稳定，孩子的状态也更好。

除ABA行为训练方法之外，在自闭症治疗中治疗师还会采用音乐治疗和游戏治疗。在国外的自闭症康复中心，医生、临床心

理学家、语言治疗师常常是通力合作的。在国内，目前并没有针
对自闭症儿童的正式特殊教育项目，对自闭症儿童的干预是在大
城市医院和私立学校中进行的（Clark & Zhou，2005）。如何为
这些儿童提供更好的干预和受教育机会，是目前中国社会各方需
要关注和解决的一个问题（McCabe，2008）。

自闭症儿童的家庭治疗

　　根据我们提出的婴儿期创伤假说，我们认为，在自闭症儿
童的治疗中，应该遵循创伤治疗的基本原则，即帮助自闭症儿童
重新获得安全感和控制感。由于在生命早期的主要创伤与依恋有
关，父母参与到治疗当中来，与儿童重建安全依恋，对于儿童康
复有着至关重要的作用。因此，我们并不直接针对自闭症儿童的
相关症状进行干预，而是把工作重点放在父母身上。

　　首先，我们强调对父母情绪支持的重要性。在自闭症儿童的
养育过程中，父母会面临很多挑战，经常体验到焦虑、愤怒和挫
败感。这些负性情绪很可能在日常交往中传递给孩子。当孩子接
收到父母的不良情绪时，很可能陷入焦虑和恐慌当中，从而诱发
自闭症的相关症状（Zhou & Yi，2014）。因此，对父母心理健
康的支持有助于控制孩子的相关症状。

　　第二，自闭症儿童与父母的良好互动是发展社交技能的基

础。因此，我们的主要工作之一是帮助家长深入理解孩子，读懂孩子的需求，进而与其进行良好互动。

第三，由于自闭症儿童的特殊需求，我们建议家长尽可能为孩子提供稳定、安全和简单的生活环境，包括家庭环境、幼儿园环境等各个方面。考虑到孩子对人际威胁的高敏感性，在最初阶段降低刺激强度是必要的。当孩子和父母的关系变好，孩子的安全感提升之后，再逐步打开其社交空间。对于已经进入学校的自闭症儿童，家庭也应该明确，现阶段保障孩子的安全感要比学习文化知识更加重要。

在接下来的章节中，我们会详细介绍在临床工作中，如何运用家庭治疗的相关理论和技术，对自闭症儿童及其父母进行干预。

参考文献

Baird, G., Simonoff, E., Pickles, A., Chandler, S., Loucas, T., Meldrum, D., & Charman, T. (2006). Prevalence of disorders of the autism spectrum in a population cohort of children in South Thames: the Special Needs and Autism Project (SNAP). *Lancet,* 368(9531), 210–215. doi:10.1016/s0140–6736(06)69041–7.

Baron–Cohen, S. (2015). Leo Kanner, Hans Asperger, and the discovery of autism. *The Lancet,* 386(10001), 1329–1330. doi:http://dx.doi.org/10.1016/S0140–6736(15)00337–2.

Baron–Cohen, S., Ashwin, E., Ashwin, C., Tavassoli, T., & Chakrabarti, B. (2009). Talent in autism: hyper–systemizing, hyper–attention to detail and sensory hypersensitivity. *Philosophical Transactions of the Royal Society B: Biological Sciences,* 364(1522), 1377–1383. doi:10.1098/rstb.2008.0337.

Baron–Cohen, S., Leslie, A. M., & Frith, U. (1985). Does the autistic child have a theory of mind? . *Cognition,* 21, 37–46.

Bertone, A., Mottron, L., Jelenic, P., & Faubert, J. (2005). Enhanced and diminished visuo–spatial information processing in autism depends on stimulus complexity. *Brain,* 128(10), 2430–2441.

Blakemore, S., Tavassoli, T., Calo, S., Thomas, R., Catmur, C., Frith, U., & Haggard, P. (2006). Tactile sensitivity in Asperger syndrome. *Brain and Cognition,* 61(1), 5–13.

Bo, J., Lee, C.–M., Colbert, A., & Shen, B. (2016). Do children with autism spectrum disorders have motor learning difficulties? *Research in Autism Spectrum Disorders,* 23, 50–62. doi:http://dx.doi.org/10.1016/j.rasd.2015.12.001.

Buliksullivan, B., Finucane, H. K., Anttila, V., Gusev, A., Day, F. R., Loh, P., & Robinson, E. B. (2015). An atlas of genetic correlations across human diseases and traits. *Nature Genetics,* 47(11), 1236.

Carrington, S. J., Kent, R. G., Maljaars, J., Le Couteur, A., Gould, J., Wing, L.,

& Leekam, S. R. (2014). DSM-5 Autism Spectrum Disorder: In search of essential behaviours for diagnosis. *Research in Autism Spectrum Disorders,* 8(6), 701-715. doi:http://dx.doi.org/10.1016/j.rasd.2014.03.017.

Cascio, C. J., Mcglone, F., Folger, S. E., Tannan, V., Baranek, G. T., Pelphrey, K. A., & Essick, G. (2008). Tactile perception in adults with autism: a multidimensional psychophysical study. *Journal of Autism and Developmental Disorders,* 38(1), 127-137.

Casey, L. B., Zanksas, S., Meindl, J. N., Parra, G. R., Cogdal, P., & Powell, K. (2012). Parental symptoms of posttraumatic stress following a child's diagnosis of autism spectrum disorder: A pilot study. *Research in Autism Spectrum Disorders,* 6(3), 1186-1193.

Charman, T., Pickles, A., Simonoff, E., Chandler, S., Loucas, T., & Baird, G. (2011). IQ in children with autism spectrum disorders: data from the Special Needs and Autism Project (SNAP). *Psychological Medicine,* 41(03), 619-627. doi:10.1017/S0033291710000991.

Chukoskie, L., Townsend, J., & Westerfield, M. (2013). *International Review of Neurobiology.* Cambridge, Massachusetts: Academic Press.

Clark, E., & Zhou, Z. (2005). Autism in China: From acupuncture to applied behavior analysis. *Psychology in the Schools,* 42(3), 285-295. doi:10.1002/pits.20079.

Clarke, T., Lupton, M. K., Fernandezpujals, A. M., Starr, J. M., Davies, G., Cox, S. R., & Macintyre, D. J. (2015). Common polygenic risk for Autism Spectrum Disorder (ASD) is associated with cognitive ability in the general population. *Molecular Psychiatry,* 21(3), 419.

Constantino, J. N., & Todd, R. D. (2005). Intergenerational transmission of subthreshold autistic traits in the general population. *Biological Psychiatry,* 57(6), 655-660. doi:http://dx.doi.org/10.1016/j.biopsych.2004.12.014.

Crespi, B. J. (2016). Autism As a Disorder of High Intelligence. *Frontiers in Neuroscience,* 10, 300.

Croen, L. A., Najjar, D. V., Fireman, B., & Grether, J. K. (2007). Maternal and paternal age and risk of autism spectrum disorders. *Archives of Pediatrics & Adolescent Medicine,* 161(4), 334-340.

Cuccaro, M., Shao, Y., Grubber, J., Slifer, M., Wolpert, C., Donnelly, S., & Pericak-Vance, M. (2003). Factor Analysis of Restricted and Repetitive Behaviors in Autism Using the Autism Diagnostic Interview-R. *Child Psychiatry and Human Development,* 34(1), 3-17. doi:10.1023/a:1025321707947.

Currenti, S. A. (2009). Understanding and Determining the Etiology of Autism. *Cellular and Molecular Neurobiology,* 30(2), 161-171. doi:10.1007/s10571-009-9453-8.

Dapretto, M., Davies, M. S., Pfeifer, J. H., Scott, A. A., Sigman, M., Bookheimer, S. Y., & Iacoboni, M. (2006). Understanding emotions in others: Mirror neuron dysfunction in children with autism spectrum disorders. *Nature Neuroscience,* 9, 28-30.

Dawson, M., Souli è res, I., Ann Gernsbacher, M., & Mottron, L. (2007). The Level and Nature of Autistic Intelligence. *Psychological Science,* 18(8), 657-662. doi:10.1111/j.1467-9280.2007.01954.x.

Eikeseth, S., Smith, T., Jahr, E., & Eldevik, S. (2007). Outcome for Children With Autism Who Began Intensive Behavioral Treatment Between Ages 4 and 7: A Comparison Controlled Study. *Behavior Modification,* 31(3), 264-278.

Eldevik, S., Eikeseth, S., Jahr, E., & Smith, T. (2006). Effects of low-intensity behavioral treatment for children with autism and mental retardation. *Journal of Autism and Developmental Disorders,* 36(2), 211-224.

Erikson, E. H. (1968). *Identity, Youth and Crisis.* New York: Norton.

Fan, Y. T., Decety, J., Yang, C. Y., Liu, J. L., & Cheng, Y. W. (2010). Unbroken mirror neurons in autism spectrum disorders. *Journal of Child Psychology and Psychiatry,* 51, 981-988.

Gernsbacher, M. A., Morson, E. M., & Grace, E. J. (2016). Chapter 70-Language

Development in Autism. In G. H. L. Small (Ed.), *Neurobiology of Language* (pp. 879-886). San Diego: Academic Press.

Grandin, T. (1996). *Thinking in pictures*. New York: Vintage.

Hagenaars, S. P., Harris, S. E., Davies, G., Hill, W. D., Liewald, D. C., Ritchie, S. J., & Malik, R. (2016). Shared genetic aetiology between cognitive functions and physical and mental health in UK Biobank (N=112 151) and 24 GWAS consortia. *Molecular Psychiatry,* 21(11), 1624-1632.

Hayashi, M., Kato, M., Igarashi, K., & Kashima, H. (2008). Superior fluid intelligence in children with Asperger's disorder. *Brain and Cognition,* 66(3), 306-310. doi:http://dx.doi.org/10.1016/j.bandc.2007.09.008.

Heaton, P., Hudry, K., Ludlow, A. K., & Hill, E. (2008). Superior discrimination of speech pitch and its relationship to verbal ability in autism spectrum disorders. *Cognitive Neuropsychology,* 25(6), 771-782.

Herrmann, S. (2016). Counting Sheep: Sleep Disorders in Children With Autism Spectrum Disorders. *Journal of Pediatric Health Care,* 30(2), 143-154. doi:https://doi.org/10.1016/j.pedhc.2015.07.003.

Hertz-Picciotto, I., Croen, L. A., Hansen, R., Jones, C. R., van de Water, J., & Pessah, I. N. (2006). The CHARGE Study: An Epidemiologic Investigation of Genetic and Environmental Factors Contributing to Autism. *Environmental Health Perspectives,* 114(7), 1119-1125.

Hoekstra, R. A., Bartels, M., Verweij, C. H., & Boomsma, D. I. (2007). HEritability of autistic traits in the general population. *Archives of Pediatrics & Adolescent Medicine,* 161(4), 372-377.

Huang, A. X., Jia, M., & Wheeler, J. J. (2012). Children with Autism in the People's Republic of China: Diagnosis, Legal Issues, and Educational Services. *Journal of Autism and Developmental Disorders,* 43(9), 1991-2001. doi:10.1007/s10803-012-1722-6.

Hultman, C. M., Sandin, S., Levine, S. Z., Lichtenstein, P., & Reichenberg, A.

(2011). Advancing paternal age and risk of autism: new evidence from a population—based study and a meta—analysis of epidemiological studies. *Mol Psychiatry,* 16(12), 1203—1212. doi:http://www.nature.com/mp/journal/v16/n12/suppinfo/mp2010121s1.html.

Idring, S., Lundberg, M., Sturm, H., Dalman, C., Gumpert, C., Rai, D., & Magnusson, C. (2015). Changes in Prevalence of Autism Spectrum Disorders in 2001—2011: Findings from the Stockholm Youth Cohort. *Journal of Autism and Developmental Disorders,* 45(6), 1766—1773. doi:10.1007/s10803—014—2336—y.

Ingersoll, B., & Hambrick, D. Z. (2011). The relationship between the broader autism phenotype, child severity, and stress and depression in parents of children with autism spectrum disorders. *Research in Autism Spectrum Disorders,* 5(1), 337—344.

Jones, A. P., Happe, F. G. E., Gilbert, F., Burnett, S., & Viding, E. (2010). Feeling, caring, knowing: Different types of empathy deficit in boys with psychopathic tendencies and autism spectrum disorder. *Journal of Child Psychology and Psychiatry,* 51, 1188—1197.

Kavanaugh, B., & Holler, K. (2014). Executive, Emotional, and Language Functioning Following Childhood Maltreatment and the Influence of Pediatric PTSD. *Journal of Child & Adolescent Trauma,* 7(2), 121—130.

Kerns, C. M., Newschaffer, C. J., & Berkowitz, S. J. (2015). Traumatic childhood events and autism spectrum disorder. *Journal of Autism and Developmental Disorders,* 45(11), 3475—3486.

Kolevzon, A., Gross, R., & Reichenberg, A. (2007). Prenatal and perinatal risk factors for autism: A review and integration of findings. *Archives of Pediatrics & Adolescent Medicine,* 161(4), 326—333.

Kwok, E. Y. L., Brown, H. M., Smyth, R. E., & Oram Cardy, J. (2015). Meta—analysis of receptive and expressive language skills in autism spectrum disorder. *Research in Autism Spectrum Disorders,* 9, 202—222. doi:http://dx.doi.org/10.1016/j.rasd.2014.10.008.

Liu, T., & Breslin, C. M. (2013). Fine and gross motor performance of the MABC-2 by children with autism spectrum disorder and typically developing children. *Research in Autism Spectrum Disorders,* 7(10), 1244-1249. doi:http:// dx.doi.org/10.1016/j.rasd.2013.07.002.

Lucker, J. R. (2013). Auditory Hypersensitivity in Children With Autism Spectrum Disorders. *Focus on Autism and Other Developmental Disabilities,* 28(3), 184-191. doi:10.1177/1088357613475810.

Markram, K., & Markram, H. (2010). The Intense World Theory - A Unifying Theory of the Neurobiology of Autism. *Frontiers in Human Neuroscience,* 4, 224-224.

Maurice, C., Green, G., & Foxx, R. M. (2001). *Making a difference: Behavioral intervention for autism.* New York: Pro Ed.

Mayes, S. D., & Calhoun, S. L. (2007). WISC-IV and WIAT-II Profiles in Children With High-Functioning Autism. *Journal of Autism and Developmental Disorders,* 38(3), 428-439. doi:10.1007/s10803-007-0410-4.

McCabe, H. (2008). Two decades of serving children with autism in the People's Republic of China: achievements and challenges of a state-run mental health center. *Disability & Society,* 23(3), 271-282. doi:10.1080/09687590801954059.

Meilleur, A.-A. S., Jelenic, P., & Mottron, L. (2015). Prevalence of Clinically and Empirically Defined Talents and Strengths in Autism. *Journal of Autism and Developmental Disorders,* 45(5), 1354-1367. doi:10.1007/s10803-014-2296-2.

Muhle, R., Trentacoste, S. V., & Rapin, I. (2004). The Genetics of Autism. *Pediatrics,* 113(5), e472-e486.

Naber, F. B. A., Swinkels, S. H. N., Buitelaar, J. K., Bakermans-Kranenburg, M. J., van Ijzendoorn, M. H., Dietz, C., & van Engeland, H. (2007). Attachment in Toddlers with Autism and Other Developmental Disorders. *Journal of Autism and Developmental Disorders,* 37(6), 1123-1138. doi:10.1007/s10803-006-0255-2.

Nebel, M. B., Eloyan, A., Nettles, C. A., Sweeney, K. L., Ament, K., Ward, R.

E., & Mostofsky, S. H. (2015). Intrinsic Visual-Motor Synchrony Correlates With Social Deficits in Autism. *Biological Psychiatry.* 79(8), 633-641. doi:http://dx.doi. org/10.1016/j.biopsych.2015.08.029.

Press, C., Richardson, D., & Bird, G. (2010). Intact imitation of emotional facial actions in autism spectrum conditions. *Neuropsychologia, 48,* 3291-3297.

Rao, P. A., & Beidel, D. C. (2009). The impact of children with high-functioning autism on parental stress, sibling adjustment, and family functioning. *Behavior Modification,* 33(4), 437-451.

Rutgers, A. H., Bakermans-Kranenburg, M. J., van Ijzendoorn, M. H., & van Berckelaer-Onnes, I. A. (2004). Autism and attachment: a meta-analytic review. *Journal of Child Psychology and Psychiatry,* 45(6), 1123-1134. doi:10.1111/j.1469-7610.2004.t01-1-00305.x.

Rutgers, A. H., van Ijzendoorn, M. H., Bakermans-Kranenburg, M. J., Swinkels, S. H. N., van Daalen, E., Dietz, C., & van Engeland, H. (2007). Autism, Attachment and Parenting: A Comparison of Children with Autism Spectrum Disorder, Mental Retardation, Language Disorder, and Non-clinical Children. *Journal of Abnormal Child Psychology,* 35(5), 859-870. doi:10.1007/s10802-007-9139-y.

Sallows, G. O., & Graupner, T. D. (2005). Intensive Behavioral Treatment for Children With Autism: Four-Year Outcome and Predictors. *American Journal on Mental Retardation,* 110(6), 417-438.

Scheuffgen, K., Happee, F., Anderson, M., & Frith, U. (2000). High "intelligence", low "IQ"? Speed of processing and measured IQ in children with autism. *Development and Psychopathology,* 12(01), 83-90.

Shah, A., & Frith, U. (1993). Why do autistic individuals show superior performance on the block design task? *Journal of Child Psychol Psychiatry,* 34(8), 1351-1364. doi:10.1111/j.1469-7610.1993.tb02095.x. PMID 8294523.

Smith, T., & Lovaas, I. O. (1998). Intensive and early behavioral intervention with autism: the UCLA young autism project. *Infants & Young Children,* 10(3), 67-78.

Söndergaard, H. P., & Theorell, T. (2004). Language acquisition in relation to cumulative posttraumatic stress disorder symptom load over time in a sample of resettled refugees. *Psychotherapy and Psychosomatics,* 73(5), 320−323.

Sucksmith, E., Allison, C., Baron−Cohen, S., Chakrabarti, B., & Hoekstra, R. A. (2013). Empathy and emotion recognition in people with autism, first−degree relatives, and controls. *Neuropsychologia,* 51(1), 98−105. doi:http://dx.doi.org/10.1016/j.neuropsychologia.2012.11.013.

Sun, X., Allison, C., Auyeung, B., Baron−Cohen, S., & Brayne, C. (2013). A review of healthcare service and education provision of Autism Spectrum Condition in mainland China. *Research in Developmental Disabilities,* 34(1), 469−479. doi:http://dx.doi.org/10.1016/j.ridd.2012.08.013.

Sun, X., Allison, C., Auyeung, B., Matthews, F. E., Murray, S., Baron−Cohen, S., & Brayne, C. (2013). Service provision for autism in mainland China: A service providers' perspective. *Research in Developmental Disabilities,* 34(1), 440−451. doi:http://dx.doi.org/10.1016/j.ridd.2012.08.010.

Sun, X., Allison, C., Matthews, F. E., Sharp, S. J., Auyeung, B., Baron−Cohen, S., & Brayne, C. (2013). Prevalence of autism in mainland China, Hong Kong and Taiwan: a systematic review and meta−analysis. *Molecular Autism,* 4(1), 1−13. doi:10.1186/2040−2392−4−7.

Treffert, D. A. (2014). Savant Syndrome: Realities, Myths and Misconceptions. *Journal of Autism and Developmental Disorders,* 44(3), 564−571.

Virués−Ortega, J. (2010). Applied behavior analytic intervention for autism in early childhood: Meta−analysis, meta−regression and dose−response meta−analysis of multiple outcomes. *Clinical Psychology Review,* 30(4), 387−399.

Vuijk, V., Kleijn, W. C., Smid, G. E., & Smith, A. J. (2011). Language acquisition in relation to complex PTSD. *European Psychiatry*, 26, 1089.

Wang, J., Zhou, X., Xia, W., Sun, C.−H., Wu, L.−J., Wang, J.−L., & Tomoda, A. (2012). Parent−reported health care expenditures associated with autism spectrum disorders in Heilongjiang province, China. *BMC Health Services Research,* 12(1), 1–7. doi:10.1186/1472–6963–12–7.

Weiss, M. J. (2002). Hardiness and social support as predictors of stress in mothers of typical children, children with autism, and children with mental retardation. *Autism,* 6(1), 115–130.

Wong, V. C., & Hui, S. L. (2008). Epidemiological Study of Autism Spectrum Disorder in China. *Journal of Child Neurology.* 23(1), 67–72. doi:10.1177/0883073807308702.

Zhou, T., & Yi, C. (2014). Parenting Styles and Parents' Perspectives on How Their Own Emotions Affect the Functioning of Children with Autism Spectrum Disorders. *Family process,* 53(1), 67–79.

第二章
家庭治疗入门知识

第一节　家庭治疗概述

家庭治疗的特点及理念

家庭治疗（family therapy）是以家庭为治疗对象的心理治疗方法。与传统个体治疗将焦点集中于个人内在的心理冲突、问题行为及其人格特征不同，家庭治疗把个人的症状放在整个家庭背景中进行治疗。家庭治疗不仅是一套新的治疗技术，更是一种理解人类行为的全新理念，即从家庭的角度去理解和认识人的行为，甚至把家庭放在更大的历史和社会文化环境中去理解和认识人的行为。

家庭治疗以系统观为理论基础看待个人心理问题。家庭治疗出现早期，学术界就提出"索引病人"（index patient）这一概念。从家庭治疗的理论来看，表现出某种心理症状的"病人"，往往是功能失调的家庭在潜意识中选择出来的、能够代表家庭内部冲突的个体。因此，个体的症状不完全是其个人的问题，而是家庭功能失调的表征（Johnson，1987）。因此，家庭治疗不仅关注个人症状，更将焦点放在家庭系统上，强调通过调整家庭结构、家庭动力改变每个家庭成员。比如，自闭症儿童是个有症状的个体，但是其父母及家庭关系或许也存在问题（出现在儿童自闭之前或是之后）。

家庭治疗提出以环形思维代替传统的线性思维，用以了解家庭系统中的互动经历。根据传统医学和精神分析理论，个体的心理问题是过往创伤性经历造成的内部功能失调引发的症状。这是线性因果关系的体现，即事件A以单一方向的刺激—反应方式导致下一个事件B的发生。这种模式用来解释家庭系统内的互动却是非常不恰当的。因为在家庭中某位成员的改变会影响其他所有成员及整个家庭，受影响的家庭系统又会反过来作用于那个人本身，以连续不断的环状回路或重复的连锁反应产生相互影响，也就是说，家庭互动的历程是循环的因果关系。在做自闭症儿童家庭治疗的时候，我们运用环形思维，可以更好地理解孩子和父母的相互影响。自闭症儿童出现的回避、刻板、情绪失控等行为问题，很容易引发养育者的负面情绪。而当父母情绪低落或者焦虑时，孩子会马上与其父母的反应"共振"，出现更多症状。这样的相互影响会形成恶性循环，导致整个家庭的状态越来越差。如果采用线性思维，我们可能会局限在"孩子的自闭症症状造成父母养育困难"这一结论中，这对于突破困境来说是没有积极意义的。而环形思维能让我们看到家长和孩子相互影响的过程，进而明白，如果当下很难解决孩子的问题，那么处理好自身的情绪问题，则是家长能够掌控的部分。我们可以以此为突破口，切断这样的恶性循环。

在个体治疗中，我们只能从来访者的叙事中了解其与家庭的关系，因此很难避免线性思维的影响；在家庭治疗中，来访者的家庭关系生动地呈现在咨询室里，我们得以了解家庭成员看待同一问题的不同视角。其中很有趣的一点是，如果单人来叙事，个人会倾向于根据自身利益去加工和表达相关事件；当一家人都来叙事的时候，叙述者会考虑他人的感受，会尽可能中立，因为家庭中的其他人同时见证了事实。由此，在家庭治疗中得到的信息会更加全面和真实。此外，来访者在个体治疗中，往往会把自己描述为"受害者"，可当一家人同时参与治疗时，治疗师就可以清楚地看到关系中的相互性。比如，妈妈说："我怎么这么倒霉，养了这样的孩子！"等你仔细揣摩她和孩子说话的语气后，你会立刻理解，面对妈妈如此焦虑的状态，孩子会感到厌烦挺正常的。又或者，孩子抱怨说："妈妈真讨厌，天天强迫我做这个做那个。"等再听他妈妈叙事时，你就会感受到这个孩子对妈妈的被动攻击——"你说什么我都不听"。这种被动攻击会让妈妈感到无奈和无力，这是孩子惩罚妈妈的方式。在这两个例子中，孩子和妈妈都不完全是受害者，受害和施害的角色在母子互动过程中是相互的、动态的，每个人同时扮演着受害者和施害者。这就是家庭治疗里环形思维的体现。我们做咨询时会不断地提问，以此让每个家庭成员意识到关系中施害和受害的相互作用及动态过程，让大家都明白，在这个系统互动中，总有自己能够控制的部分，进而优化家庭互动过程。自闭症在很大程度上跟遗传有关，这些孩子存在先天上的脆弱性。在很多人看来，养育自闭症孩子的父母，必然是"受害者"。然而，父母如果不顾孩子的感受，强迫孩子进行大量超负荷的训练，实际上是在进一步损毁亲子关系，无形中就成了"施害者"。同样的情况在网瘾孩子的家庭中也存在。父母觉得沉迷网络、不思学习的孩子是一个"施害者"，在伤害父母的感受，辜负父母的期望，而一旦父母采取极端措施，把孩子送到所谓的戒除网瘾训练营，默许他人通过虐待的方式"驯化"孩子，那么父母就是在对孩子施害。

家庭治疗发展历程

家庭治疗在西方社会作为一种专业化工作，与十九世纪发源于英国和美国的社会工作运动有关。家庭治疗作为心理治疗的一个分支，则起源于二十世纪初期的儿童指导运动和婚姻咨询。儿童指导运动由新精神分析流派的代表人物阿尔弗莱德·阿德勒

（Alfred Adler）提出。阿德勒认为，儿童在四五岁时就已经开始形成自己的生活风格，而家庭环境，尤其是与母亲的关系模式对儿童的生活风格有深远的影响。他在供职于维也纳教育学院期间，在学校系统中组织儿童指导临床活动，成立儿童指导中心。这个指导运动的对象是儿童，目的在于帮助个体在童年期形成优良的生活风格，以避免将来出现行为偏差。这属于对心理问题的预防工作。

正式的家庭治疗概念形成于二十世纪五十年代，由美国精神分析师和儿童精神病学家纳森·艾克曼（Nathan Ackerman）提出。艾克曼在对精神病患者的治疗中，强调医护人员要和病人家属多接触，并实验性地将病人及其家属当成一个整体来看待。艾克曼在儿童治疗中心进行家庭治疗，于1960年创办了艾克曼家庭治疗研究所，并于1962年协助创办了家庭治疗学界的重要期刊《家庭历程》（*Family Process*）。早期的家庭治疗主要受到精神分析和社会精神病学的影响，在随后的发展中，行为主义的相关内容也被整合进与家庭治疗相关的理论和实践中。

以人类学家格利高里·贝森（Gregory Bateson）为代表人物的Palo Alto家庭治疗小组在二十世纪五六十年代对家庭治疗理论和实践的推进有重要贡献。他们将控制论（cybernetics）和一般系统理论（general systems theory）引入心理治疗领域，挑战了传统心理治疗对个体和历史的关注。他们聚焦在家庭环境对个体的影响，尤其关注家庭内部的沟通模式，奠定了家庭治疗的理论基础。

在对精神分裂症患者的家庭沟通方式进行观察研究时，贝森（Bateson，1956）提出了双重束缚（double bind）的概念，指出家庭内部的沟通混乱或许与个体的精神分裂症有关（Bateson，Jackson，Haley，& Weakland，1956）。双重束缚的一个经典例子是，妈妈在语言上对孩子表达爱意，但与此同时，在行动上常常对孩子进行体罚。孩子无法理解妈妈在语言和行动上的冲突，从而产生混乱。又如，妈妈会给孩子多种矛盾的指令，让孩子无所适从：一方面，妈妈说"你要听话，不听话会被惩罚"；另一方面，她又说"你要独立，过分依赖也会被惩罚"。这两个指令在一定程度上是矛盾的：如果孩子独立的话，有可能是不听话的；听话的孩子有可能在独立性上是欠缺的。如果孩子表现出独立性，妈妈会认为孩子不听话，给予惩罚；如果孩子听话，妈妈会认为孩子很懦弱，不够独立，又给予惩罚。那么，孩子就会陷入双重束缚的情境中，即无论怎么选择，都会是错的，都会被惩罚。孩子在家庭中，都会通过尝试错误这一方式学习家庭的规则，会猜测这样做为什么是错的，以便下次避免惩罚。然而在双重束缚的情境下，错误是无法避免的，无论怎么做都会被惩罚。

如果长期处在这样的家庭环境下，孩子要么习得性无助，要么永远处于惊恐状态。习得性无助的孩子会形成抑郁相关的各种消极理念，比如"爱怎么样就怎么样吧，碰到什么我都认""滚刀肉随便打"；另一种孩子则表现出极高的焦虑水平，每天警惕地"扫描"外界可能存在的危险。

精神分析师和儿童精神病学家西奥多·利兹（Theodore Lidz）的工作深受贝森小组的系统—沟通取向的理论影响。利兹坚持认为，精神分裂症等精神疾病的发病和家庭关系有着密切联系（Lidz，1973）。与当时流行的指责母亲的观点不同，利兹认为，有问题的父亲有一定的破坏性作用（Lidz，Parker，& Cornelison，1956）。他列举了五种类型的问题父亲：第一种父亲是专横独断的，经常和孩子的母亲发生冲突。在我的一个案例中，有自闭症倾向的孩子的爸爸对家庭财务的管理非常严格。他常常因为生活小事对妻子不满，如妻子坐公交车常常忘记带公交卡，这意味着妻子坐车需要多花6毛钱，他对此非常生气，常抱怨妻子听不进自己的话，不长记性。这样的夫妻互动是非常不健康的。妻子和他相处会很紧张，进而影响整个家庭的气氛。孩子在这样的家庭环境中，能感受到爸爸对妈妈的苛刻要求，也会因此变得小心翼翼，容易焦虑。第二种父亲对孩子怀有敌意。有些父亲并没有做好当爸爸的准备。当孩子出生的时候，他感觉到孩子在和他争夺妻子的关爱，夺走了妻子的注意力。二十世纪八十年代朦胧派诗人顾城就呈现出了这类父亲的特点。顾城活在自己幻想的理想王国里，拒绝一切世俗的东西，包括养育孩子。因为他不接受孩子，妻子多次怀孕后只能人工流产。在移居新西兰激流岛后，妻子再次怀孕，并不顾他的反对生下孩子。顾城对孩子十分抗拒，"看见孩子绕着走"，甚至会不受控制地把孩子踢下沙发。他多次跟妻子抱怨孩子严重影响了他的生活，最终把孩子寄养在当地毛利人家里。第三种问题父亲，会表现出妄想式夸张，他们很冷漠、难以接近。比如，有的父亲为了塑造自己在孩子心中的权威，会刻意疏远孩子，坚守高高在上的位置。他们回避和孩子接触，保持冷漠的态度。孩子很难接近他，一直仰视他，并且觉得自己永远无法逾越和父亲之间的沟壑。父亲对孩子表现出的这种模式可以被理解为一种攻击模式，会让孩子觉得自己不被爱、自己很弱小。第四种问题父亲，是生活上的失败者。这种家庭中，父亲在家庭里的地位非常怪异。我们假设失业是一种失败的状态——并不是所有失业的父亲都有问题，例如处在失业状态下的导演李安，就能回家带好孩子，让妻子负责养家——我们所说的"失败的父亲"在类似的情况下指的是既不能养家糊口，也不能回归家庭、照顾妻子儿女，只是自艾自怨，处在一种谁都碰不得的易碎状态中。他需要来自家人特殊的照顾，在生活中不能成为家人的榜样。第五种问题父亲是被动、顺从的。在有这样一位父亲的家庭中，妈妈似乎是养着两个孩子，丈夫总是要在妻子的指导下去行动，很可能把妻子塑造成专横的母亲。这一点在中国传统文化中有所体现。过去人们把刚娶进门的妻子叫"新娘"，从字面意义上可理解为所嫁男人的"新妈妈"。丈夫似乎被默许按照"衣来伸手、饭来张口"的幼儿模式继续生活，而不用承担作为丈夫的责任。

利兹还着重分析了婚姻里的不和谐对儿童发展的影响，界定了两种不和谐的婚姻类型（Lidz，Cornelison，Fleck，& Terry，1957）。第一种为分裂型婚姻（marital schism），夫妻通常会削弱对方的价值，以争取孩子的爱。有个吸毒的来访者，在她的成长过程中，父母关系不好，父母会争夺她的爱。她很聪明，从小就会利用父母之间的竞争来操纵父母。比如说，当她不想上学的时候，会找爸爸给她签请假条。等到她又不想上学的时候，爸爸不在家，她就去找妈妈，告诉妈妈："我爸都能签字，你为什么不能签呢？"妈妈为获得女儿的认可，也会给她签字。她很小的时候就已经越过了父母的等级，从这种分裂型婚姻里获利。她的吸毒行为很可能与这种成长经历相关。有一类人之所以接触毒品，是因为他们高估了自己的能力，认为所有事物皆在自己掌控之内，吸毒也不例外，认为自己想停就能停。他们会夸大自己的能力，当收到危险警告的时候，仍会挑战规则，以冒险行为来彰显自己的能力。

还有一种是不对称型婚姻（marital skew），即婚姻中双方能力悬殊，一方统治着另一方。我所见到的不对称型婚姻大多是父亲比较强。有一对夫妻，丈夫是下乡的大学毕业生，妻子是没文化的农村人，丈夫从心里看不上妻子。回城后，妻子一直觉得丈夫可能抛弃她，他们的夫妻关系不好，常年冲突。这对夫妻有两个儿子，老大是精神分裂症，老二有吸毒经历。孩子的行为和心理问题很可能就与不安全的成长环境有关。

精神病学家莱曼·韦恩（Lyman Wynne）对家庭治疗的贡献，也是基于其对精神分裂症家庭沟通特点的研究。他发现早期精神分裂症患者的家庭都存在严重的沟通偏差，并由此提出了假相容性（pseudo-mutuality）的概念，以描述看似和谐的家庭环境中隐藏的沟通危机。假相容性现象是指家庭为了营造和谐团结的表象，而将冲突和问题都掩饰起来。在假相容的关系中，家庭内部难以进行坦诚、深入的沟通，妨碍了亲密关系的发展（L. C. Wynne，Ryckoff，Day，& Hirsch，1958）。家庭冲突在这类家庭中并非不存在，反而是特别复杂且不可叙说的。在传统的中国家庭中，我们经常可以观察到假相容性现象。这与中国集体主义的文化特点有关：家庭的首要原则是保证团结与和谐。一旦有了冲突，个体应该互相忍让，牺牲个人的利益来保证家庭和谐（Markus & Kitayama，1991）。因此，在这样的环境中，个体的利益不被重视，并且难以得到维护。在传统的父权家庭里，受损害最大的往往是家庭权力结构最底层的女性和儿童。中国农村女性的自杀率非常高，这与她们在假相容的家庭环境中承受的巨大压力和损害有密切联系（Zhou，Onojima，Kameguchi，& Yi，2017）。韦恩还提出了假敌对性（pseudo-hostility）的概念，来描述家庭中小团体的结盟和分裂现象（L. Wynne，1961）。个体会通过假敌对性的伪装，掩饰真正的结盟和分裂关系，这是个体在家庭中的自我解救方式。例如，小两口与婆婆同住，婆婆不能接受小两口特别亲密，他俩一有亲密表现，婆婆就会找各种理由责备他们。为了维持家庭关系，小两口可能表面上冲突不断，但回到私密空间后，两人的关系很好。虽然假敌对性是个体在问题家庭中的生存策略，但它和假相容性一样，歪曲了家庭的沟通过程，不利于家庭关系的健康发展。韦恩在对精神分裂症家庭的研究中，还观察到橡皮篱笆的现象，即有问题的家庭不允许外界的介入。一旦与家庭外环境的接触过多，家庭就会把试图接近他们家庭的外人自动弹回去，像有一个隐形的橡皮篱笆，阻止外人的进入。这类家庭一定有很多不愿为他人所知的秘密，可能存在家庭成员吸毒、服刑等情况，或是存在家庭暴力现象。橡皮篱笆现象常见于某些自闭症儿童的家庭。有家长提到自己从没带儿子参加过单位的集体活动，因为担心儿子的情况被同事发现。甚至一些家长对亲戚和朋友也隐瞒孩子的真实情况。自闭症家庭在保持与社会隔绝的同时，将可能的社会支持拒之门外，这对于家长自己和孩子来说无疑是资源上的损失，加大了孩子康复的难度。

到二十世纪六十年代中期，大量深受控制论和系统论影响的家庭治疗流派开始出现，比如策略性治疗（strategic therapy）、萨尔瓦多·米纽庆（Salvador Minuchin）的结构家庭治疗（structural family therapy）和米兰系统模型（Milan systems model）。同时，出现了以弗吉尼亚·萨提亚（Virginia Satir）和卡尔·惠特克（Carl Whitaker）为代表的体验取向治疗，这类治疗强调主观体验和没有表达出来的感受，强调真诚的沟通、自发性、创造性以及整体治疗的参与。同时期，默里·鲍恩（Murray Bowen）结合了精神分析和系统论思想，发展了家庭系统理论，创立了代际家庭治疗（intergenerational therapy）流派，采用多种理论呈现健康和功能不良在代际间的传承，结合家庭三代成员情况进行分析。精神动力流派的家庭治疗是对艾克曼思想的延续，同时受到客体关系理论和约翰·鲍尔比（John Bowlby）提出的依恋理论的影响，更直接关注个体心理以及在现有家庭关系中的无意识。

到二十世纪七十年代后期，家庭治疗取向的治疗师已经积累了丰富的临床经验，各个家庭治疗流派的理论也不断得到修改。一些流派之间的分歧越来越小，不同观点逐渐接近，出现整合和折中的趋势。同时，也有一些流派之间的观点分歧更加清晰。到了二十世纪八十年代中期，家庭治疗领域的流派逐渐稳定，包括：短程治疗（brief therapy）、结构家庭治疗（structural therapy）、建构主义取向（constructivist approaches，米兰模型和后米兰模型）、索解导向家庭治疗（solution-oriented family therapy）、叙事疗法（narrative therapy）、认知行为导向的治疗（cognitive and behavioral approaches）、心理动力和客体关系流派的家庭治疗（psychodynamic and object relations approaches）、依恋和情绪导向治疗（attachment and emotionally focused therapy）、代际家庭治疗（intergenerational therapy）、网络疗法（network therapy）和多系统治疗（multisystemic therapy）。

在接下来的章节中，我们将详细介绍鲍恩的系统家庭治疗、米纽庆的结构家庭治疗、萨提亚的体验性家庭治疗的相关理论，以及将这些理论应用于自闭症儿童家庭治疗的可能性。

第二节　系统家庭治疗

鲍恩系统家庭治疗发展历史

在系统家庭治疗的相关理论中，最重要的代表人物是默里·鲍恩。鲍恩是精神分析取向的治疗师，二十世纪四十年代末在从事精神科的临床工作中，对家庭关系的作用产生了兴趣。鲍恩的系统家庭理念在他于二十世纪五十年代中期对精神分裂症的家庭进行的深入研究中逐渐完善。家庭治疗的很多理论都得益于研究者对精神分裂症家庭的研究。我们从最严重、最极端的案例中获得的理论和治疗方法，用在极端案例中干预效果未必好，用在治疗轻微心理问题或者心理预防中，效果可能更为显著。很多著名的家庭治疗师，比如帕罗·奥图（Palo Alto）研究团队、鲍恩，都以研究精神分裂起家，最后却几乎没有人留在精神分裂症的研究领域，都带着从精神分裂症家庭中得到的研究成果转战到问题轻微的家庭，进行治疗性干预。

鲍恩家庭系统理论

鲍恩的理论有两个基本假设。第一个假设是：家庭成员之间过度的情感联系和家庭功能失调是有关系的（易春丽，钱铭怡，章晓云，2004）。在不分化的家庭中，大家不分彼此，共同维护家庭作为一个整体的"集体利益"。这个集体利益到底是什么呢？它往往代表了处在家庭权力等级最高位的成员的个人利益。在维护"集体利益"的过程中，其实是需要牺牲很多家庭成员的个人利益的，很多人都会受到损害。因此，这样的家庭内部往往会有很多问题。鲍恩认为，在健康的家庭中，家庭成员应该具有良好的自我分化，每个人是独立自主的个体而不需要依附他人，可以坦诚表达自己的需求。在家庭问题中，每个人都能看到自己能动的一面，能够通过改变自己可控的环节，推动家庭问题的解决。

比如，在自闭症儿童的家庭治疗中，父母改变小孩是一个很缓慢、很困难的过程。在很长时间内，孩子可能都处在极端不良的状态中。其实父母能控制的一环在自己身上。改变自己，去接纳孩子的状态，哪怕这个状态在你看来很糟糕。当然，这是非常不容易的，而这也是我们在咨询中的干预重点。曾经有一个自闭症孩子的家长给我打电话，在电话中哭得非常伤心。她4岁的孩子攻击性非常强，在儿童医院把一个年仅几个月的小孩推倒了，对方的脸伤得很严重。她感到特别崩溃，不能接受她的孩子这样。我对她的建议是：孩子现在的状态就是如此，攻击性就是很强，家长可能要采取的策略是少带他到这样的地方去，看见有别的小朋友在场的时候，家长要保持高度的警觉，尤其是在他之前已经犯过类似错误的情况下。她询问我："为什么他犯过错后还是学不会正确的做法？"我说："目前孩子只能处在这个水平，有些事情就是无法做到。如果你不保持警惕，下次他可能还会做同样的事情。每次孩子带给你伤害后，不要期待他马上就学会什么，而是你要学会什么，想想在现有这种情况下，你要如何防止这类事情再发生。你能控制的是你这一环，但你无法控制他的一环。"孩子妈妈还是想不通，说："为什么我都这么伤心了，他还是学不会东西呢？"事实上，自闭症孩子的父母常常会有这样的期待与失望，然而需要注意的是，在家庭里，是父母在养育孩子，不是孩子在照顾父母。对患有自闭症并且年纪还很小的孩子，如果要求他不犯错误，这是非常不现实的。养育的确是件非常辛苦的事，但是作为父母就是要具备这种养育能力。自闭症孩子的父母会格外辛苦。即便如此，父母也应该明白，应该通过自身的努力调节自己的情绪，而不应该期待通过孩子的表现来改善自己的情绪。

鲍恩的第二个重要假设是，家庭中的信念、行为模式和各种心理问题具有代际传承性，在一代中表现出的家庭问题对于下一代有预测作用（Kerr & Bowen，1988）。比如，这一代有人吸毒，下一代可能还是有物质滥用的问题；这一代没有养育孩子的能力，下一代可能也学不会怎么养孩子。曾经有个家长同我讲到自己的孩子，那是一个上初中的男生，有一定的反社会倾向，他跟父母说过一个可怕的想法："如果将来我不好，我就抱个炸药包把我们学校炸了。"其实他在学校并没有受什么委屈，但为什么会有这样的想法呢？上一代的创伤进入了治疗师的视野。孩子的爷爷是在"文革"时期受到迫害的知识分子，在那期间得癌症去世了。奶奶则经历了早年她父亲因政治原因死亡及丈夫在"文革"中死亡的双重丧失，痛苦的经历让她形成了谨小慎微的性格。孩子的爸爸是家中独子，在极不安全的环境中长大，因为曾经的身份在升学、就业等方面受到过诸多限制，成长经历中隐含了很多被迫害的成分。孩子的爸爸妈妈会每天在饭桌上说他们是如何被迫害的，而且爸爸会将自己在单位里所有不如意之事都解释成"我们又被迫害了""谁又伤害我们了"。我问孩子："你爸爸在单位是领导还是下级？"他说："爸爸是领导。"可见，虽然"文革"已经过去了很多年，对孩子爸爸的影响却依然存在，即使他已经处于领导的位置，却还是很难摆脱"被害人"的角色。孩子在这样的话语环境中长大，也会产生很多恐惧，而他应对恐惧的方法是选择冷漠地看待周围的环境，认为"我要先出手，否则别人就会伤害我"。实际上，孩子的生活中并无危险，但他父母对事情的解释是很危险的，会把他们家的恐惧一代一代向下传递（易春丽，2007）。

当然，理念、价值观和行为的代际传承并非无法打破。凡是有改变的人通常是能看到并且敢于面对这些问题的。敢于看到自己的不足也是一种能力。有时候看这些东西是一个很痛苦的过程。在心理咨询中，有时我们会向来访者指出这些问题。需要非常小心地去处理家庭中的创伤，要给来访者足够的资源，帮助他们应对揭示创伤所带来的痛苦。

下面我们来详细讲解鲍恩家庭系统理论中的几个核心概念，分别是自我分化、三角关系、慢性焦虑和核心家庭的情感过程。

自我分化

自我分化的概念是鲍恩系统家庭理论的核心概念。根据鲍恩的定义，自我分化指的是个体在与外界保持情感联系的同时，维持自身独立情感功能的能力（Kerr & Bowen，1988）。我们可以把这种定义方式称为外在的自我分化。鲍恩还提到自我分化的第二层含义，即内在的自我分化，指的是个体区分理智和情感的能力。自我分化水平低的人很难把理智和情感区分开。在决策的时候，他们的理智会被情感淹没（Nichols，Schwartz，& Minuchin，1984）。比如，有的人的行为模式是"我反对他，只是因为我不喜欢他"。这是一种非常不成熟的状态。即使是穷凶极恶的死刑犯，他说的一些话也有可能是正确的。一个人如果分化水平比较高的话，理智不容易被情绪带动。他们能够冷静客观地去面对具体情境，有较好的情绪控制能力。

家庭中父母的自我分化情况会影响孩子的自我发展。一个家庭如果分化良好，孩子的自我形象不是建立在对他人的焦虑和情感需求的反应上，不需要通过取悦别人来获得接纳，不需要看别人的脸色来行事（Crossno，2011）。家长都喜欢问孩子："家里这么多人，你最喜欢谁呢？"状态好的孩子能将自己的真实想法直接表达出来，不用考虑谁会不高兴。这样的孩子往往看起来比较"嚣张"，而在"嚣张"背后，则是安全感。当然这类孩子的家庭成员几乎都不会因为孩子的回答而感觉受伤，换句话说，孩子发展出这种状态与其家庭成员的心理发展状态是匹配的。我看到过一段爸爸记录与女儿日常互动的小故事：他的女儿上小学四年级，每天早晨他都叫她起床上学。有一天，女儿说："我不起床。"爸爸说："我给你30块钱……"直到爸爸给到3000元，女儿还是不起来。女儿说："你以为我找你要钱的时候，你能不给我？"这个女儿其实非常了解自己处在一个很安全的状态——我不需要为了满足你的要求去做我不想做的事情。当然我们还要看到另一种情况，比如自闭症儿童也是想说什么就说什么，但并不是因为他们觉得安全，而是他们根本无法解读周围人的情感，完全是自我的状态，这也并不能叫作自我分化良好。真正的自我分化良好是孩子知道为自己的行为和情绪负责，而父母也能为自己的行为和情绪负责。

另一方面，如果一个家庭的分化程度很低，紧密性的压力强度过高，孩子的功能是对他人的要求做出反应，而无法为自己的需求思考、感觉、行动，那么孩子的自我形象就不会很稳定，会很在意别人的想法和感受，需要不断调整自己去取悦别人，会自动地和别人的信念、价值观整合，从而丧失自己的一些判断力，会不断解读别人的感受是什么，以至于最后都无法明白自己的感受。比如说，在中国一些重男轻女观念特别严重的地区，女孩子（尤其是长幼排行最靠前的女儿）往往在抚养上是被忽视的。她们需要承担很多父母的职责，帮着父母养育家里其他小孩，特别是照顾弟弟。她们看起来会非常"懂事"，非常体谅父母，为他人考虑。但是她们的自我功能或许并不够好，因为他们总是需要取悦他人来获得自我价值，可能不会有自己的想法和需求。在我曾经做过的一个案例中，小女孩被她的老师打了之后瘫痪了，我需要想办法让父母对孩子表达爱意。我要求爸爸和妈妈都对孩子说他们爱她，但是妈妈在说着"看妈妈，妈妈和爸爸都爱你"的时候，表情却很尴尬。其实孩子妈妈早年受到的养育很不好，自我分化能力很差，她很难以主语"我"开头说出"我爱你""妈妈爱你"之类的话，她得拉上爸爸一起，因为她自己的存在感很低。后来我要求他们分开表达，妈妈只说妈妈的，爸爸只说爸爸的。于是孩子妈妈接着说："你看着妈妈。你告诉妈妈和爸爸……"到这里却说不下去了，她看上去很焦虑，伸出手去触碰那个小孩。在这个情境下，她的情绪表达困难到她必须从她女儿身上获得某种支持。这位妈妈很难在情感上有养育能力，她需要女儿来养育她。

下面是我的一个咨询片段，从这个片段中，大家可以更深刻地体会到家庭中个体自我分化的含义：

来访者是一对父母和他们13岁、读初中一年级的儿子。在某次治疗中，男孩很高兴地告诉治疗师，他在学校运动会上跑800米，取得了很好的成绩。以前他是比较不喜欢动的，懒懒的，现在则比较有动力。紧接着，妈妈开始抱怨："800米太累了！"我问孩子："你觉得跑800米累吗？"他说："不累，我每天都在操场上练习。"我接着问妈妈，她认为孩子跑800米累的原因是什么。妈妈说如果她自己跑800米的话，她在内心会感觉非常累，所以她觉得孩子跑800米也会累。

紧接着孩子又报告了一个他们家庭中常常出现的相似情景。妈妈非常喜欢包饺子，孩子抱怨他非常不喜欢吃饺子，而妈妈却逼着他吃饺子。妈妈的解释是，她自己很爱吃饺子，她觉得饺子这么好吃，孩子也应该爱吃饺子。妈妈说有一次她做饺子，孩子吃了很多，所以孩子也不是不爱吃饺子。孩子马上反击说，妈妈那次做的饺子还可以，结果那次以后连续好多顿都做饺子，吃得太痛苦了。在孩子这样表达后，这位妈妈表现出她感到非常受伤，她以各种方式向孩子传递妈妈为他这么辛苦，他一点儿都不理解妈妈。孩子会因此感到内疚。

在咨询中这类情况经常会发生。在这个案例中，妈妈的情感和小孩是不分离的，她会认为"我的感觉就是他的感觉"，这就是分化相对不好的例子。有的父母会很偏执地坚持他们认为对孩子好的、正确的养育行为，而有时候孩子并不这么认为。在父母看来，他们认为"我为你牺牲这么多，我对你有多好"，小孩却觉得"你都快'勒'死我了，为何什么都要按你的方式做"。这种认知上的差异会让孩子的感觉很糟糕。比如，在上面那个例子中，如果小孩表达出饺子不好吃，他妈妈就会表现出很受伤的样子。妈妈这样的反应会限制孩子表达真实需求。在他们家，孩子的需求表达是不安全的，会引来妈妈的一连串抱怨与指责，进而激发出孩子的内疚。于是，孩子的自我表达会陷入一种很尴尬的境地：很愤怒，很想反击，看上去却又找不到反击的合理性。久而久之，孩子就会放弃进行自我表达，可能连自己的感觉是什么都找不到了，而是接受了"妈妈的感觉就是我的感觉"这种逻辑。很多家长会抱怨，孩子怎么不能独立呢？其实有时候，从根本上说，是家长的低分化水平限制了孩子独立性的发展。孩子和父母不分离，不全是孩子的问题，有可能是父母的问题。孩子的独立对妈妈来说意味着丧失，尤其是如果这个妈妈早年非常不幸福的话，那么她就会更害怕孩子的离开。她的自我是不坚实的。必须保证孩子在她的控制之下，她才会觉得自己有一个完整的自我，所以妈妈会不断地对孩子暗示："我的感觉就是你的感觉。"

我们做咨询的时候，需要给来访家庭呈现这样一种不分化的状态，要让家长和孩子分别说出他们的感觉，让父母意识到，他们的感觉是他们的，孩子的感觉是孩子的。父母和孩子要有所分化。咨询师呈现家庭不分化的目的是希望家庭能够有所觉知并做出改变，最好是家庭自己主动发现问题并解决问题。当然呈现问题之后，咨询师也可以对这个家庭进行解释，促使他们改变。咨询师容易对父母有愤怒，觉得他们是在伤害孩子。其实有时候，父母并不知道他们的行为会伤害孩子。他们用的方法是祖祖辈辈传下来的，因为大家都这么做，这就是他们唯一会用的方式。

咨询师要理解父母，与父母共情，帮助他们接受自己，帮助他们在和孩子的互动中调整自己。有一位国外家庭治疗师的做法很有借鉴意义。在他的案例中，孩子的妈妈觉得冷，就让孩子多穿衣服。但小孩觉得不冷，不愿意穿衣服，结果就有了冲突。治疗师开玩笑地对孩子说："你应该多穿衣服，因为你妈妈自己觉得冷啊。"治疗师很幽默地呈现了这个奇怪的逻辑，让来访者明白他们之间是怎样联系的，特别是让妈妈了解她的感觉只是她的感觉，她的感觉不能替代她儿子的感觉。

三角关系

在人际系统中最直接的关系是两个人的关系，但是两个人的系统是不稳定的。任何两个人的关系都会有亲密和疏远的周期性变化。当两个人比较疏远，或者两个人出现矛盾的时候，容易导致第三者的介入。比如夫妻有矛盾，女方可能会找婆婆去抱怨，也可能会回娘家和自己的妈妈说。很可能，她妈妈就会把她丈夫叫来说："你怎么对我女儿这样呢？"还有时候，夫妻可能会找心理咨询师，让心理咨询师评理，这样咨询师就会变成第三者。第三者的参与把焦虑分散到三个人的关系中，这种转变减少了任何一种关系在情感上"过热"的可能性。三角关系是情感系统的基本分子，是最小的、稳定的关系单位。

三角关系的形成和变化，反映出家庭情感系统平衡的变化。有时候，当两个人的关系中增加了第三个人，家庭情感系统就会失去平衡。例如，在婚姻中，最可能加入夫妻二人关系中的人，是孩子。有时候两个人婚姻状况良好，但孩子出生后可能就变差了。比如，很多男性会在妻子怀孕时出轨。我曾为一个自闭症的孩子做过咨询，他的父母就是这样的情况。在妻子怀孕的最后一两个月回老家后，丈夫觉得没人照顾他，就和一个同事发生了关系。后来这对夫妻在小孩出生几个月后便离了婚。这个丈夫的一生大概都需要别人来照料他和关注他，他自己就是一个孩子。这个事件成为他们的孩子遭受的一连串创伤的开始。因为丈夫的出轨，妻子会有很多愤怒，她对丈夫的愤怒无处投射，就很可能下意识地投射到孩子身上。孩子出生几个月后，被送到男方家里抚养，虽然后来又辗转接回来，但对于很小的孩子来说，这样的成长环境是非常不稳定的，不容易建立安全感。因此，若是在没有准备好的情况下要了孩子，对孩子来说很可能是一种伤害。

三角关系中还有一种第三者是"硬闯"进来的，会导致原先两人关系的失衡。我曾听说这样一个案例：有一对夫妻的关系非常不好，矛盾常由婆婆引起。这个婆婆坚持要跟儿子住，在儿子婚房装修好后，儿子和儿媳妇还没搬进去，婆婆就先搬进去占了个屋子，在家里也总和儿媳妇闹矛盾。在这样的三角关系中，大致有几个可能的结果：一是婆婆退出来，小两口和老人建立边界，重新建立平衡的关系；二是如果儿子一方面孝顺母亲，一方面理解妻子，两边都要照顾周全，他很可能会因此崩溃；第三种可能是，儿子和他妈妈的联结更加紧密，和母亲建立联盟，这种情况下妻子就会抑郁。当然，我们也可以从专业的角度去理解，婆婆为什么非要卷入儿子的家庭中。这个案例中的婆婆早年在被养育的过程中遭受了很多创伤，加上丈夫去世得早，她一个人把孩子抚养大很不容易。因为自身经历中的创伤，她没能成为一个独立的人。如果她的价值感是通过儿子获得的，那她就有可能卷入儿子的家庭中。

　　我们在治疗中特别需要识别的三角关系是，在家庭遇到压力或二人关系出现问题时，加入第三个人来保持家庭情感系统的平衡。比如，一对矛盾重重、几乎天天吵架的夫妻，在有了孩子之后，孩子吸引了家庭的注意力，给家庭制造了各种麻烦，这时候，两人便开始"统一战线"，处理孩子的问题，他们俩的关系就好转了。再比如有些自闭症小孩的父母原本打算离婚，但当他们发现孩子患病之后，便带着孩子四处看病，自身的问题就抛诸脑后了。孩子转移了他们的部分焦虑。如果一个家庭没遇到什么压力事件，没什么焦虑，那么这个三角关系的表现就不会很明显。一旦发生一些压力事件，家庭三角关系就很容易显现出来了。在家庭分化较好、每个人的自我功能都良好的情况下，家庭也就不会那么依赖这种三角关系。家庭里的分化程度越低，就越需要这种三角关系来帮助平衡。

一个家庭越大，三角关系就越多。核心家庭只有一个三角关系；如果再加上一个人，这个家庭就有四个三角关系；如果是五个人，就有十个三角关系。家庭里的三角关系越多，要解决的人际关系问题就越复杂。所以在传统的大家庭中，一大家子一起生活，是很消耗能量的。不仅如此，在传统观念里，我们会更强调对长辈的照顾，在精力有限的情况下，就不可避免地会忽视孩子。而如果是核心家庭，父母一般会努力去照顾这个孩子。

在咨询中，我们要努力让来访家庭识别自己家庭系统中的三角关系，让自己变得不受这种三角关系的胁迫，可以有机会过自己的生活。

慢性焦虑

一个个体和一个核心家庭的焦虑水平是与个体的分化水平相联系的。分化水平越低，个体的焦虑水平就会越高。他（她）越喜欢和别人绑在一起，就越不能决定自己的人生。这样一个焦虑的个体会让整个家庭的焦虑水平提高，因为在家庭中，家庭成员的情绪是相互影响的。比如，你的家人很焦虑，他会不断地跟你表达他的焦虑，他一个人没办法处理自己的情绪，需要你来分担。这时候你可能也会变得很焦虑。我跟一个自闭症孩子的父母讨论焦虑这个问题。我问他们："你们俩谁更焦虑？"妈妈说："我更焦虑。"爸爸说："我本来不焦虑，但只要她焦虑，我就会变得焦虑。她若是能保持不焦虑，我肯定能做到不焦虑。"他们俩一个是很容易焦虑的人，一个是很容易被焦虑传染的人。若是两人"配合"起来，再加上这种渗透的焦虑，就会出问题。家庭成员之间长期接触，通过言传身教，互相之间就会产生影响，获得对方的价值观体验，语言方式都会和对方越来越像。在一个案例中，家庭中的爸爸患有精神分裂症，妻子和他长期在一起，也得了"反应型精神病"。这位爸爸认为所有人都在害他，最后促使妻子也产生了这种体验。

在我们的社会中有很多焦虑的人，我认为这与早年中国人被养育的方式有关系。历史上很长一段时间里，我们的阶级等级很森严，"君为臣纲，夫为妻纲，父为子纲"。在家庭权力结构中，处在底层的是女性和孩子。母亲在养育孩子的时候会认为所处的大环境是不安全的。她们会保持高度的警觉，焦虑程度很高。这种焦虑是有适应意义的。这种焦虑随着代际传承一直保留下来，虽然个体已经不清楚早年的传统为什么会是这样，却仍会表现出这种焦虑。

有个家长每天从早晨开始就会特别焦虑，比如他会对孩子说："赶紧起来吧！迟到会被老师批评的。"每天传递这种焦虑信息，他的孩子也逐渐变得焦虑了。我问那孩子："你到底怕不怕迟到？"他说："其实也怕。"我就跟家长说："你以后别叫他，或者叫一次后过5分钟再叫。他不起来就迟到吧，没关系。他迟到一次，下次就会自觉了。"其实并没有必要每天都散布这种弥漫性的焦虑。同样是这个问题，另一个家长每天早晨都会关心女儿是否戴了红领巾、会不会迟到，每天早晨，他女儿都会和他起冲突，最终结果是他把女儿揍一顿。之后女儿还会去刺激他，然后他再打她一次。我问他："你图什么呢？她没戴红领巾到门口被人骂一遍，不会比你打她一顿更狠。"其实，这个家长自己非常害怕受到批评，总认为被批评是一件很严重的事情。这与他自己的成长经历有关系。从小时候起，他就害怕被批评，长大后他就想方设法让孩子不被批评。我还有一个来访者是自闭症恢复期的小孩。有一天早晨起来，他妈妈说找不到红领巾了，他说："找不着就找不着，不戴了。"妈妈说："被抓住怎么办？"他说："我就说我是一年级的小朋友。"妈妈说："你长这么高，看着也不像一年级。"他说："我跟他们说我是降级的。"他能够发展出自己的应对方法，不需要家长每天焦虑地处理这个情况。

至于低分化水平的人，则需要别人的强化。别人一直说他好，他才能往前走，否则他就会退缩。他觉得自己需要让所有人都满意，这是焦虑的一个重要来源。我看过一则故事，一个中国女人嫁到日本去后，因为丈夫不做家务，而且存在各种各样的文化冲突，两人产生了很多矛盾。妻子跑到丈夫的上司那儿去抱怨，这让丈夫觉得很没面子，在公司抬不起头，就辞了职。两人为此分居，丈夫回到他妈妈家住。离婚的时候，丈夫给的赡养费达不到妻子的要求，妻子就到丈夫的家族去大闹，而丈夫觉得自己在家族中也抬不起头，选择了自杀。这个妻子处理问题的方法固然有问题，但丈夫为什么那么容易"抬不起头"呢？分化水平低的人特别需要周围人对他的肯定。其实这是件挺危险的事情。东亚文化或多或少会要求你去满足他人的期待，限制你按照自己的想法去生活。其实大家可以给自己定个标准：如果你做一件事情，你可以接受有多少人会满意？你定的标准越高，患神经症的可能性就越大。在我看来，能有30%～50%的人满意就已足够。当然这里所谓的不在乎别人是否满意，具有一个基础，即不能侵犯他人的权益。

此外，个体也要清楚自己的能力限度所在，可以帮助别人，但是不能对别人负担过度的责任，这会增加自己的焦虑水平。比如，丛飞助养了100多个小孩，给他们很多资源，最后他自己却患胃癌去世了。丛飞为了资助这些孩子，把自己所有的金钱都捐了出来，而且负债累累。每个月都要给钱，钱却不是他攒下来的，他必须要拼命演出才能负担起这笔巨大开销。这其中就存在过度负责的问题。过度负责任有时会伤害他人，同时也可能伤害自己。我们要量力而行地做，超过自己能力的行善是对自己和家庭不负责任。

如果家庭的慢性焦虑水平很高，那么这个家庭就有可能会显现出身心健康方面的问题。一般来说，家庭里占据优势的人是不容易出问题的，虽然他有可能是症状最重的人。处于劣势的人则容易出问题。比如，一个早年遭受过大量创伤的婆婆其实是有问题的，但她不进行自我反思，不做任何改变，还要管着整个家庭，介入儿子和儿媳妇两人的婚姻，不停地"折磨"他们俩。那么这两个年轻人就会出问题，而婆婆其实是将症状转移给了别人。在家庭中，最容易接受症状的人其实是孩子，因为孩子是非常弱小的。一旦小孩出问题了，那我们就需要回推一下，是不是家庭出了问题。

一个家庭的分化水平越低，越容易出现问题儿童。不仅如此，家庭卷入度越高的孩子越容易成为问题儿童，因为他会"吸走"家长所有的焦虑。我们的文化传统造就了很多重男轻女的家庭。我接触过一个自闭症儿童的妈妈，她的原生家庭就非常重男轻女，她是被父母扔到奶奶家，自己长大的。她的爸爸对儿子非常好，看起来似乎是儿子得到了更多的物质资源和关爱。但是，在这样的家庭里，父母在养育上可能都是有问题的，而跟他们关系更加亲密的儿子，也会"吸走"更多父母的焦虑，所以其实儿子受到的损害同样非常大。很多"八〇后""九〇后"的原生家庭都是独生子女家庭，如此一来就没有人能和他们去分担父母的焦虑了，大部分症状都会在一个人身上出现。现在儿童的心理问题呈上升趋势，但我认为从某种程度上来说，这未必是一件坏事。因为以前很多孩子的心理健康得不到足够的关注，他们的心理问题很可能以躯体化的形式表现出来，而现在很多孩子能够直接表达心理问题，可以不通过生病来表达这些心理需求。这应该是更积极的信号，我们应该予以关注，并帮助他们排解心理问题。

自闭症儿童家庭的慢性焦虑

处理慢性焦虑是咨询中的重要内容。在访谈中我们发现，很多家长起初在发现小孩患了自闭症后，情绪都是崩溃的。尤其是有人告诉他们这种病很难治愈时，他们崩溃的可能性就更高了。焦虑是生物体对真实或想象的威胁产生的反应。比如，自闭症儿童现实表现出来的症状就是真实的，而自闭症小孩糟糕的未来是家长想象出来的。这些家长几乎每天都在吓自己："20年后我的孩子会是怎么样的？肯定很糟糕。"人最糟糕的是处于两种状态，一种是对过去的悔恨，因为过去不能改变，每天纠结于过去的创伤永远都出不来，这基本上就是抑郁；还有一种就是对未来的恐惧，这就是焦虑。自闭症儿童的家长这两种表现都有，悔恨过去、焦虑未来，就是不把现在的每一天过好。这也都是很多来访者的问题，而咨询师要尽可能地让他们踏实过好当下的每分每秒。有时候未来的事情我们不能绝对预测，我们真正能够拥有的，是此刻。

适度的焦虑其实是有好处的。因为一个人产生焦虑，才会有动力去解决问题。如果冬天没有粮食，人们就要提前做很多准备，相对就比较勤劳。通常情况下，大部分来咨询的自闭症家长是过度焦虑的，而我们的咨询是希望降低他们的焦虑，因为过度焦虑对养育并没有好处，有可能他们做出的很多反应对孩子来说都是破坏性的。但是，有时候来咨询的自闭症儿童的父母之一可能会处于否认孩子的病情的状态，觉得孩子的症状不是什么问题，看上去似乎不太焦虑，但这样他们也就不会有充足的动力去解决问题。对这样的家长，我们往往会采取措施提升他们的焦虑水平，让他们重视对孩子自闭症的干预，帮助他们认识到，如果没有做到位的话，后果会很严重。

慢性焦虑通常是针对想象中的威胁，是弥漫性的、没有特定时间限制的。我们要降低的也是这种焦虑。在和自闭症儿童的家庭相处时我们发现，慢性焦虑很多时候是因为人际关系失衡出现的。例如对一个有自闭症小孩的家庭来说，孩子患病之前和之后会出现很大的差别。一旦孩子生病之后，这个家庭的所有系统平衡就会被打乱。所有人在态度和处理方法上都有可能出现问题。焦虑水平有多高，和家庭的分化水平是相关的。一个人分化水平越低，越在乎别人的看法，焦虑水平就越高。比如有人说："周围人都出国了，就我孩子没出国。"他会因此而觉得不舒服，这跟他早年被抚养的经历有关。如果他的孩子出了问题，他会觉得我的孩子是无法带出去让别人看的，那么在这类家庭中成长的小孩的焦虑水平也会很高。我的一个来访者曾说他不能把孩子带出去，这个孩子就天天被"藏"在他们五楼的家里。她严格按照自闭症干预专家介绍的方法，天天让孩子趴在滑板车上把头仰起来每天滑200次，治疗孩子的自闭症。我问孩子妈妈："好了吗？"她说没有，但她觉得只有把孩子弄好了才能带出门，不然不好意思出门。这个妈妈如此在乎别人的看法，觉得有这样的儿子是件羞耻的事情，在儿子没有康复之前宁愿和儿子同时隐身，避免被他人评价。

人越焦虑，他的反应越是具有破坏性。小孩一旦患上自闭症，家长就会想拼命训练，他们总觉得要做些什么才能缓解自己的焦虑，也觉得这样就能对得起孩子了。很多家长无法等待，要赶时间，拼速度。很多家长会说："现在就是关键期，如果我没在这个时间努力，过了这个关键期怎么办呢？"他们认为必须要在这个时间段完成无数的任务。但事实上，自闭的孩子体质常常很弱，可能只能完成其他孩子能完成的任务的十分之一。但是家长认为，孩子已经落后正常小孩非常多了，就应该要完成别的小孩几倍的工作量才行。这种期待和孩子的实际能力之间的差距特别大。如果家长不能等待，那么家长做的事情很可能就是在伤害孩子。我们观察到，当很多小孩进入训练中心后，家长的焦虑情绪会有所缓解：终于有人来训练我的小孩了，我不用那么紧张了。实际上训练的效果有一部分来自家长焦虑程度的降低。有的小孩对训练中心非常恐惧，训练中心让他干什么他就干什么。训练三个月后他在某些方面可能会有所好转，但回家后他的报复性会更强，因为终于回到家了，没人可以折磨他了，当然要过度补偿一下。到那时候家长就会感到很崩溃，觉得怎么又变成这样了。我告诉家长，这个现象很正常，就像有人天天让你练800米，把你累得精疲力竭，你回家后还不先赶紧休息两星期？所以这是一个正常的体验。

核心家庭情感的成长过程

在核心家庭中，配偶双方皆有自己特定的分化水平。人们通常会选择和他们分化水平相似的配偶。丈夫和他的原生家庭没有解决的依恋与他妻子和她的原生家庭没有解决的依恋是匹配的。不要因为夫妻中某一个人看上去很弱，而另一个什么都能干，就认为他们俩的分化水平是互补的，其实他们俩应该是差不多的。只有一个什么都干，一个什么都不干，两个人才能匹配在一起，否则早就无法共同生活了。通常情况下，自己很弱的话，也会找一个很弱的配偶，而不会找一个很强的人让自己觉得很自卑。越自卑的个体在选择配偶时越会选择那些心理功能比较差的，这样他们才会比较有控制感。夫妻俩的依恋水平会非常相似，他们和原生家庭的依恋水平也会很相似。

婚姻在最开始的时候，基本是没有太大问题的，因为那时候没什么压力。当家庭内部或者外界开始给他们压力的时候，夫妻双方处理问题的不同模式就会显现出来，而他们处理压力的模式都会带着早年创伤性体验的烙印。自我分化水平和家庭的慢性焦虑水平会严重影响家庭关系系统。无论家庭关系系统的哪个环节出现症状，都与家庭系统中起主导地位的情感模式脱不了关系。如果家庭的主要情感模式聚焦于父母婚姻关系中的焦虑，那么当家庭处于高焦虑状态时，夫妻就比较容易出现婚姻冲突；如果家庭的主要情感模式聚焦于夫妻一方或者孩子，那么当家庭面临压力时，夫妻一方或孩子就更可能成为带症状的人。这里的症状，有可能是生理上的疾病，也有可能是心理障碍，还有可能是社会适应问题。如果核心家庭中夫妻一方比其他家庭成员表现出更多的躯体、心理或社会问题，那么这说明这个人吸收了很多由每个家庭成员的不分化而产生的系统焦虑。

家庭中最容易出现症状的是那个调整最多的人，这个人可能会有过度功能化的问题。由于他特别有功能，要满足所有人的想法，这种压力往往是他所承受不了的。有时候他过度功能化，他的孩子就会出问题。因为他会把自身的压力转移到孩子那里，会表现出一些过度控制的行为，而当孩子最后承受不了，可能就病了。容易出现症状的还有功能低下的个体，这些人对自己完全没信心，一定要依赖别人。这样的人有时候也会出问题，他会担心自己依赖的那个人如果抛弃了自己该怎么办，产生对未来的恐惧。

凡是分化不好的家庭，气氛会特别沉重。其他人进入这个家庭后，会觉得特别压抑。有时候，这样的家庭进入咨询室后，我就能够感受到这个家庭里弥漫着一种什么样的气氛。遇到气氛沉重的家庭，咨询师在咨询室里面坐着都会觉得有些喘不上气。这样的家庭可能表面上看起来不错，或许有钱有势，各方面看起来都没问题，但在真实的生活中则是一团糟。家庭内部有很强烈的相互控制，家庭成员之间很难保持相对的独立性。分化比较好的家庭的气氛则会比较轻松。当然，这样的家庭通常也不会到咨询室里来。

孩子很可能成为家庭系统中吸收系统焦虑最多的人，进而出现症状。问题婚姻会养育出问题儿童，主要有两种类型。一种是无助的儿童。孩子的分化水平越低，无助的感受越强烈。他们经常被诊断为"无能"。父母以"为了孩子的最大利益"为旗号帮助孩子，在这个过程中，他们使孩子在一生中都扮演着幼童的角色，无法成长。什么样的家庭容易培养出这样的孩子呢？父母至少有一方特别强势，强到让这个小孩觉得父母是无法逾越的；在养育方式上，父母会对孩子有非常强烈的攻击性和过度保护欲。这样的孩子没有办法成长。他们的父母早年往往有非常多的创伤性体验，但他们非常努力，最终取得了事业上的成功。他们成功以后，会不停地贬低自己的孩子："为什么你不能像我那么努力呢？我以前……为什么你就不行呢？"他们会不由自主地关注孩子的缺点，然后不停地指责他（她）"你为什么不能变成我"。然而现实是，这个小孩就是不能变成他们。最后小孩在父母不断"洗脑"之下崩溃了。

另一种儿童是那些对于父母的问题和需要具有高度反应性

的孩子，他们深深地卷入了父母的问题中。为了获得父母的赞许与接受，他们对父母给予了过多的帮助。他们担负起了缓解父母的情感负担的责任，与年龄不相称的过度负担最终也会使他们出现问题。《全相二十四孝诗选集》中的很多故事讲述的就是这样的事情。比如，在"扇枕温衾"的故事中，黄香年幼丧母，事父极孝。他在酷夏时为父亲扇凉枕席，寒冬时用身体为父亲温暖被褥。黄香一直是被文化称道的大孝子，但他这种行为其实反映出这个家庭的倒错，因为对于这么小的孩子来说，应该是父母来照顾他才对。黄香的家庭一定是非常不安全的，于是才有了黄香温席的故事。他为什么这样？因为他妈妈已经去世了，他认为爸爸干活很累，他就用温席这种方式来照顾爸爸。他们家的养育能力可能是比较差的，所以他才会存在过度功能化的倾向。很多家长会奢望他们患有自闭症的孩子能够这样做。在那个4岁自闭症孩子将一个6个月大的小孩推倒在地的案例中，那个自闭症孩子的母亲当时哭着说："我儿子竟然连反应都没有！他难道就不能安慰我一下吗？难道就不能因为我哭了，他下次就不干这种事儿了吗？"我想这个要求太高了。她关于孩子这种过度功能化的幻想，这个自闭症儿童根本无法满足，也不该发展出来。家长应该避免这种期待。

代际传承

代际传承是鲍恩理论中的一个重要概念，指的是家庭的情感过程会在多代中不断重现。其中的原因在于，家庭情感过程不仅会影响孩子的自我发展水平，还会影响其人际交往特点，进而决定他的择偶行为。例如，如果一个家庭造就了一个低功能、无助而且依赖的孩子，那么这个孩子在择偶的时候，就可能倾向于选择一个像他父母一样的，较为控制且能够为他做决定的伴侣，从而重复他在原生家庭中的互动模式。

多代的情感过程是固着于情感系统的，它包括一代传递给下一代的态度、价值观和信念。这些来自家庭传承的主观因素会与环境因素共同作用，决定个体的行为。研究酗酒、吸毒等成瘾行为的研究者发现，成瘾行为具有代际传承的特征（Cook，2007；Cotton，1979）。这不仅与成瘾的生理基础有关，而且与家庭信念、情感的传承有关（Steinglass & Robertson，1983）。斯腾格拉斯和罗伯特森认为，在一些家庭中，成瘾行为充当了维护家庭现有关系的稳定剂（Steinglass & Robertson，1983）。家庭中或许长期存在各种问题，而某一个体的成瘾行为能够转移家庭的注意力，从而让家庭不用去面对其真正问题。回避动机是推动成瘾行为的主要动机之一（Thomas，Allen，Phillips，& Karantzas，2011），这种动机会和成瘾行为一起，在家庭中跨代传递。我在接受培训时听说过这样一个家庭：爸爸是酗酒者，妈妈是反对酗酒者协会的骨干，他们的儿子也是酗酒者。我们从表面上看到的是，酗酒行为在这个家庭中有代际传递。但是如果我们仔细分析，其实这个家庭每一代并不仅仅是在传递酗酒行为，而是在传递对家庭的逃避。这个妈妈到处宣传反酗酒，她也逃了。逃避是他们家一直传递的应对家庭问题的方式。我曾经也做过吸毒者的家庭调查。很多在戒毒所的吸毒者的父母没有吸毒经历，因为吸毒者的父母成年期大多都在1949～1980年，那个时候国内几乎没有毒品，获得毒品并吸毒的可能性很低。但是，在他们的祖父母、外祖父母那一辈，很可能就有人有吸毒问题。有的受访者是祖父吸毒，有的受访者是外祖父吸毒，还有的受访者是曾祖父母那辈有人吸毒。我们可以看到，这种问题行为的代际传递可以回溯很多年。外遇也可能具备代际传递的特征。那些搞外遇的人通过这样的方式回避了家庭的正常关系，他不知道如何处理夫妻之间的问题，每次有第三者，就会出现新的三角关系，形成一个奇怪的平衡。自我分化水平越低的人越容易出现这样的情况。

养育行为也体现了很强的代际传递特点。我接触过一个自闭症儿童的家庭，孩子的父母在孩子没生病的时候，是不太关注那个孩子的，他们觉得不用去干涉孩子，让他自己长大就可以了。他们为什么会有这样的想法？原来孩子父母小时候都有被寄养的经历，他们认为自己没怎么被人管也好好长大了，说明小时候的抚养是不重要的。如果这一代的孩子没出问题，有可能下一代的孩子还会被寄养，因为他们觉得这种抚养模式再正常不过了，他们并不会认为这种方式会给孩子带来创伤。

在问题行为的代际传递中，不是所有孩子都会有同样的症状水平。在每一代中被家庭的情感问题卷入越深的孩子，其分化水平可能越低，其症状表现也可能更多；卷入越浅的孩子，其分化水平越高，表现出问题行为的可能越低。在有些重男轻女的家庭中，被忽视的女孩有时候反而发展得不错，因为她没有"吸走"问题父母过多的焦虑，而卷入很深的男孩子可能"吸走"了父母几乎所有的"毒素"。在我见过的很多临床案例中，在那些前面生了好多个女孩、最后一个是男孩的家庭中，由于双亲的溺爱，男孩子通常会"吸走"双亲最多的焦虑，几乎成为家中最弱的那一个。

代际传递的假设是，我们今天观察到的关系类型和几百年前的关系类型基本上是一致的，甚至可以回溯至这个家庭更久远的祖先，比如中国的婆媳关系是几千年不变的一种人际模式。通常情况下，在一代中成为家庭问题的地方能够预测下一代的情况，比如这一代父母对子女比较严苛，如果子女不加反思的话，那么他们在养育自己的下一代时估计也会采取比较严苛的方式。虽然很多人试图对自己家族的传递做出反抗，却很难脱离这种依附于自身、渗透到骨子里的家族行为模式。从代际传递的观点来看待孩子的问题就会发现，问题不应该仅仅归因于孩子，那不全是孩子的错误。同样，父母也不应该单单成为受指责的人。问题是多代传递的结果，在这个传递中，所有的家庭成员都是参与者和反应者。这一点对系统家庭治疗是极为重要的，治疗师不是要发现谁是问题的罪魁祸首，而是要发现家庭中反复出现的问题是什么。如果我们知道家庭里有代际传递的话，那么做咨询的时候，我们就要让父母明白，他们不完全是问题的制造者，也是这个问题的受害者（易春丽，2007）。

家谱图

由于家庭中的问题有着代际传递的特征，为了对多代的家庭特征进行评估，鲍恩引进了家谱图这种工具。家谱图作为一种实用性的工具，有利于我们更好地理解家庭的特征。标准的家谱图有希望成为追踪家庭历史和关系的一种通用语言（McGoldrick，Gerson，& Shellenberger，1999）。家谱图已经被家庭治疗师、家庭医生、健康保健的提供者广泛应用。

在家谱图中，鲍恩提出了我们特别需要关注的一些信息，比如家庭成员的出生和死亡时间。出生时间标定了时代背景，那个时代的社会文化特征会在个体身上有所反映，比如某个人生于1959年，你可能就要考虑他曾经历过经济困难时期，因此也肯定会留存一些很有特色的东西。我们一般会把这个人的年龄标在家谱图上。另外，死亡时间也非常重要。我曾经做过一个家庭咨询，病人是这家的孩子，一名初中生。在他们画家谱图后我发现，这个孩子的爷爷在他爸爸8岁的时候去世了，而他爸爸则是奶奶一个人带大的。孩子说他爸爸特别忙，我就问他爸爸："你是从什么时候开始变得很忙的？"他说："在小孩8～9岁的时候。"我发现，爷爷在爸爸生活里消失的时间大概就是爸爸在儿子生活里消失的时间，这也是一个家庭里反复呈现的行为模式。不在正常年龄的死亡需要引起注意，这可能对该家庭来说是极具创伤性的事件。上面这个案例中的孩子后来还给我画了一张图，向我说明他家庭成员的形象。在他的画里，爷爷被画得特别大。因为在他的家庭中，奶奶和爸爸会给他传递很多关于爷爷的信息，孩子会认为爷爷是一个非常有力量的人，给爷爷一个很重要的位置。家谱图中还需要标注夫妻结婚的时间，将之与孩子出生的时间相比，我们可以获取很多的信息。比如，你可以看出母亲有没有可能是未婚先孕、被迫结婚的。如果结婚的时间和生孩子的时间间隔特别长，那么我们就要考虑这段时间是不是出过问题：有可能是不想要孩子，有可能是有生育困难，还有可能是其间有孩子死亡。如果家庭里有习惯性流产，那么后面生下的孩子有可能是被溺爱的，因为这个孩子生下来非常不容易，被养的时候就会受到极其小心的对待。

在家庭中，孩子的排行也能透露很多信息。系统家庭治疗师发现，个体出生的顺序不同，即个体在兄弟姐妹中所处的位置不同，其人格也会非常不同。例如，在多数情况下，老大是比较有责任感的，力求完美；中间的孩子容易被忽视，有强烈的被赞许的需求；老小是被关注和被保护的对象（Toman，1993）。系统理论认为，如果一个人和其配偶在排行上是匹配的，例如丈夫是老大，而妻子是老小，或者相反，那么这种婚姻就可能保持长期稳定。两个老大结婚就很可能出现两个人争夺权力的情况。两个老小在一起就很可能都在推卸责任，因为谁都想做被照顾的人，谁都不想负责任。分析中国人的家谱图，我们可以发现孩子的排行能够透露出很多他被抚养的经历。中国传统家庭中重男轻女的倾向比较明显，我们从家谱图中就可以看出某个孩子是不是被父母所期待的，是不是他们家盼着出生的孩子。比如，我听一个家长讲过，他们家前面生的全是女孩，最后一个是男孩，她是那个男孩最小的姐姐。她记得小时候家里曾经商量过要把哪个孩子送出去，而当她听到可能要把她送走时吓坏了，离家出走了一晚上，因为担心被送走，担心自己会被抛弃。在重男轻女的家庭中，很多女孩子都是不被期待的。国外一个调查关注那些当时想堕胎但没有获得同意从而生下了孩子的母亲，这些孩子很可能就是不被家庭所期待的。这个调查追踪了几十年，结果发现，不被期待的孩子后期发展都非常不好：受教育水平往往不高，更多出现失业、犯罪等问题。因此，孩子是不是父母所期待的，会影响到父母的养育方式。这对孩子的成长来说，是非常重要的。

在家谱图中，我们还会用线来标注家庭成员之间的情感联结。我们可以由此读出，家庭里谁和谁更亲密、有没有过度亲密（亲密是两条线，过度亲密是三条线）或者疏离（虚线）。我们的传统文化提倡"大孝子"，这类人往往和妻子的关系非常疏远，而和妈妈的关系过度亲密。我们曾在青海的农村做过一个家庭结构访谈。在71个亲子单元中，有36个亲子单元的夫妻间距离大于母子间距离。具体表现可见图1（Zhou, Onojima, Kameguchi, & Yi, 2017）。这其实是有问题的。拉康学派的一个观点是母亲会想和孩子重新融合，让孩子变成她的一部分，而爸爸要有能力把妈妈带走。如果爸爸不能成功吸引妈妈的注意力，妈妈一定和儿子是过度亲密的。她的丈夫不能承担一个丈夫的责任，她一定要通过这种方式过度补偿。在这样的家庭中成长起来的男性在做丈夫的时候很可能是功能失调的，他们无法在家庭中承担起作为丈夫和父亲的功能，因为妈妈容易把男孩养成"妈宝"或"巨婴"，不会让他真的成长，而是让他变成妈妈的一部分。这种三角关系模式在传统中国家庭中通过一代代人往下传递，呈现出图2所示的特点（Zhou et al., 2017）。所以，中国会有《孔雀东南飞》的故事，那里面就包含一个文化的集体无意识，无可抵抗的代际传递。另外，在现代中国家庭中很可能出现的一种情况是，家里所有的关注都指向某个孩子。父母没有自己的生活，成天琢磨着应该把他放到哪个学校，围绕着他到处搬家，但小孩是承担不了这么多关注的。

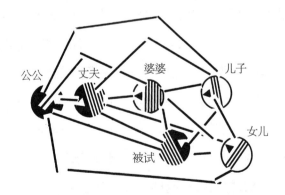

图1 亲子三角关系中过于紧密的母子关系和过于疏离的夫妻关系

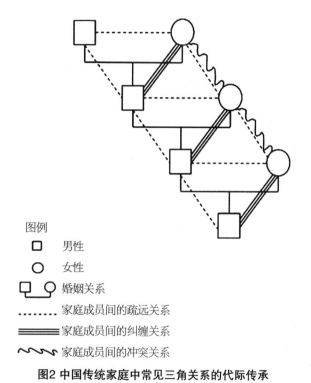

图例

　□　男性

　○　女性

　婚姻关系

·······　家庭成员间的疏远关系

▬▬▬　家庭成员间的纠缠关系

〰〰〰　家庭成员间的冲突关系

图2 中国传统家庭中常见三角关系的代际传承

家庭关系中，还有一个重要的概念叫情感断绝。情感断绝指在代与代之间人们处理未分化的一种方式。为了摆脱由于和父母过度亲密而产生的压力，一些人选择和父母彻底拉开距离，远远地逃开。但是情感断绝其实并不表明原生家庭的影响就消失了。我见过一个自闭症儿童的家长，她在很小的时候爸爸就去世了，妈妈把她扔到亲戚家。妈妈再婚后，她又回到妈妈身边，等待她的现实却更加悲惨，她既被妈妈打，也被继父打。18岁她出去读书后，再没和家庭有任何联系。之后一直到结婚，她都过得非常好，觉得自己终于可以和原生家庭的父母老死不相往来，一切问题都解决了。但是当她结婚有孩子以后，问题便开始浮现了。因为她早年的创伤并没有解决，所以会压抑特别多的愤怒，也有特别强烈的依恋需求，因此她对丈夫会有特别多的要求，希望死死地抓住他，而丈夫的应对方式就是逃。他们夫妻两地分居，孩子出生后，她把孩子送到了婆婆家，但她对婆婆的抚养方式又非常不满意。在孩子回到她身边之后，她表现出了对孩子很强的控制性，当时她的孩子还没有被诊断出自闭症。她对孩子的攻击性也非常强，对孩子有暴力行为，后来孩子被诊断为自闭症后，她的行为才有所收敛。孩子是青春期来诊，那时孩子画了一个图：妈妈是个大老虎，占了一个特别大的空间，他和爸爸就像小绵羊，位置很低。虽然看起来，这个妈妈和原生家庭一点儿联系都没有，但其实这种情感断绝并没有真正解决她的问题。要想彻底解决问题，还是要深入地处理她早年严重的心理创伤，打破这种代际传递。

一个人和原生家庭的情感断绝越彻底（比如，有人告诉你"我和父母老死不相往来"），他早年的依恋情况可能就越差。而这种未解决的依恋问题会反映在他和他所有亲密的人后续的关系里。因此，情感断绝不是一个解决问题的良好方式。在什么时候，一个人才能真正从原生家庭的创伤中康复呢？当他还在和父母交往的时候。如果当父母还对他施加影响的时候，他能够应对，能有效地处理压力，在情感上不会被父母过度卷入，那么才能说明他出现了好转的迹象。网上曾经有一个帖子。一个女孩说，她回老家看父母时，她爸爸认为女孩的弟弟发展不好，要求她在弟弟结婚的时候拿几十万给弟弟。女孩很愤怒地说："凭什么？当我小的时候你就对我不好，那现在我又凭什么要给他钱呢？"有人对她说："你为什么要这么愤怒呢？你已经很坚定地说了，我给不了你。你坚守了你的原则，其实已经赢了。" 看起来这个女孩已经脱离了原生家庭，但原生家庭的互动还是可以激起她强烈的负性情绪。她还抱有矫正自己父母的幻想，想让父母对她好一点儿。实际上这种幻想也存在许多问题，父母很多时候改变的动机并不大。这个时候既然改不了父母的行为，至少可以坚守自己的原则，不会情绪化地被带动。

有些家庭领养了孩子，这个信息在家谱图中也需要加以标注。有些孩子被抛弃了，虽然领养的家庭对他很好，但他可能一直都会有个心结，觉得自己不重要，"我是可以被抛弃的那个人""我是不被期待的孩子"。即使后来抚养他的人对他很好，他也还是会存在这样或那样的问题。在家谱图中，家庭里的收养关系用虚线表示。中国有的地方有这样的传统：如果我收养了一个孩子，他会为我带来另一个孩子。我听到过各种版本的故事。如果被收养的孩子之后"招来了一个弟弟"，他们家就会对这个被收养的孩子特别好。还有一种情况是，在生了很多孩子后，这个领养孩子的家庭会拿这个收养的孩子当保姆使唤。在治疗中，你要注意有收养关系的家庭是以什么样的状态收养孩子的，这其中可能会有很让人受创的故事。

我们还可以在家谱图中关注家庭成员的人口统计学信息，如民族背景、宗教背景、受教育背景等。我有一个来访家庭，家里有一个上初三的女孩，她的数学成绩不好，父母很焦虑。妈妈全职在家，每天陪着她学数学。我问孩子的父母："你们俩谁的数学比较好？"这对父母说他们都是文科生，妈妈那时候考外语学院的时候，连数学都不用考。我调侃地说："那以你们俩的水平，能培养出数学好的人吗？"那之后，这个女孩的压力一下就降下来了，她意识到自己也许根本就没有这个遗传基因，而花大量的时间全身心地投入到提高数学成绩上是非常不值得的。

在自闭症家庭干预中运用系统家庭治疗

改善家长的自我分化

系统家庭治疗最关键的目标就是让家长能提高自我分化的能力。经典系统家庭流派的治疗师认为，了解系统家庭的运作比具体的技术重要得多。他们通过提问，使家庭成员的反应速度降下来，从而减轻焦虑，开始思考；家庭成员不再关注他人是怎样使他们不愉快的，而是关注作为参与者，他们是怎样卷入这种人际模式的。比如，自我分化好的家长就会去反思，他的什么行为会怎样影响孩子。

在为一个有自闭症倾向的孩子做了一段长期咨询后，孩子妈妈的情绪状态调整已经相对好了，但是在某个特殊时刻这个妈妈的情绪明显变差了，对孩子的态度也在变差。原因是他们家又生了一个小孩，整个家庭系统乱了。原来那个有自闭症倾向的孩子若是反应稍微不好，他妈妈就会说："他怎么还不好呢？他一直不好，就会导致我很焦虑。"而我们工作的重点是强调即使孩子不见好，你也要让你的状态是很平和的。父母接纳的态度才是孩子将来康复的一个基础。父母不能抱着期待，想让自闭症的孩子能用好的行为、好的情绪来"养育父母"。其他家庭也会有类似的倾向。还有一个孩子，他的爸爸有时候容易感到绝望，妈妈鼓励爸爸的时候经常说："我们儿子又好了。"其实这是拿"小孩好了"这样的话去安抚大人，说明这个大人是欠缺养育能力的。我们做咨询要让来访者能够承担他该承担的责任。

促进自我分化还在于，我们要让家长能够理智平静地应对压力。这种理智和平静不是那种冷漠的情感隔离。一些人会有情感隔离的问题，他们觉得"这个事与我无关"，会屏蔽孩子的所有反应，这样在抚养小孩的时候也容易引发很多问题。理智平静和情感隔离不是一回事。理智平静的时候，家长也是有情感知觉的，能够知觉孩子的感受是什么。在帮助家长区分情感和理智的时候，治疗师的问题是非常重要的，这些问题更多的是让家庭成员思考而非做出情感反应。同时治疗师要鼓励家庭成员之间彼此倾听，了解对方的价值观和信念，而不是像以前那样对彼此的言语迅速做出情感反应。这种对彼此的尊重会促进自尊的提高，有利于自我的分离。

我们看一个小例子：有一个家庭，妈妈深谙人际关系，而儿子找到我做咨询是因为社交恐惧症的问题，为此他已经休学长达半年。他妈妈特别苦恼，不明白儿子为什么不能像她一样在人际关系方面处理得很好。我问这个孩子："你有什么问题？"他说："我有社交恐惧症。"然后他将社交恐惧症所有的症状都背了一遍。这个孩子很聪明，他看完书很快就能理解其中的内容，但妈妈却没有这种能力。我们在做咨询时，要帮助来访者看到彼此是不一样的。你不能要求别人是你，你是别人。在这个案例的咨询中，关键就在于让儿子看到他妈妈有社交能力这个优势，而他不一定要有，妈妈也不要强求儿子有自己的优势。后来这个孩子写了上万字的文学作品，并且还发表了。母亲慢慢看到儿子不仅有缺陷，还有很多优势。在咨询过程中，通过咨询师的提问，这个家庭的焦虑降低了，孩子和母亲都在倾听彼此对问题的看法，了解彼此是不同的个体，比如孩子不具备他母亲那种与人打交道的亲和能力，而母亲也没有儿子对知识的领悟能力。我们在咨询中要让孩子和父母能够了解彼此的优势，但不强求对方也有自己的优势，能尊重彼此的优势，也能接纳彼此的弱点。如此，才可以做到自我的分化。

在我的咨询经验中，几乎所有的自闭症孩子康复到一定水平后，都会有一段时间在不停地说"不"。这段时间父母处理得好不好，也决定了这个孩子能不能继续有所好转。如果家长的依恋关系不好的话，孩子一般是不会进入这个阶段的，而有的孩子进入这个阶段后就卡在那里了，因为他们的父母没法很好地处理这个问题。有的家长说："我能忍受他说10次、20次，再多了就受不了了。"比如，小孩问妈妈："谁陪我出去玩？"妈妈说："爸爸。"小孩又问了一次："谁陪我出去玩？"妈妈又答："爸爸。"当孩子再问两次的时候，妈妈和爸爸都生气了。在那个情境下，如果父母能陪他继续互动，有可能那个孩子就很容易"跨过去"。父母越生气，越情绪化，这轮对话越容易成为一个未完成事件，总也没办法得到解决。我们要教家长理解这个情境，知道这是康复进程中非常重要的一环，让他们的情感不那么容易被带动，更能理智地接纳自闭症儿童的反抗期。将忍受变成接纳是咨询师做心理教育工作的一个方向。

降低慢性焦虑

当家庭面临压力的时候，整个系统的焦虑水平就会升高。这个时候，家庭的反应大部分都是情绪化的，很多反应都具有破坏性。我们在咨询中的一个工作重点是降低家庭的系统焦虑。自我分化好的个体不会特别在意他人的评价。有的家长说，孩子在外面表现不好，会有人批评家长。在自闭症孩子没有对他人做出实质性伤害的情况下，我们大可不必在意别人异样的眼光，不必那么在乎别人的看法。有时在问及自闭症家长"为什么那么伤心，为什么那么在意别人的看法"时，咨询师会发现，这类父母自己早年很可能就没受到好的抚养，自我分化不好，才会特别脆弱。我接触过一个自闭症儿童的妈妈，她就特别在意别人的看法，只要有别人对她和她的孩子有什么评论，她的情绪起伏就会很大。她早年在被养育的时候，母亲对她非常贬低。我们在做自闭症儿童的家庭治疗时，会去看父母在各自的原生家庭里是怎么被养大的，这和他们的反应模式有非常密切的关系。如果父母一方早年被抚养的经历不好，他的敏感性就会很高，他的焦虑程度也会很高。咨询师要做的工作就是降低他们的敏感性，给他们脱敏。有时候，父母觉得孩子的行为表现跟别的孩子不一样，觉得见不得人，有羞耻感。我一般会和家长带着孩子去小公园散散步。在整个过程中，如果我表现得很平静，他们也会随之平静下来。他们会慢慢发现很多焦虑都是来自自己的想象，以为路人都在看着他们。其实并没有几个人会特别注意他们，就算看了，大家打个招呼，也没有想象中那么可怕。当有一个不焦虑的模板可供自闭症家长学习的时候，他们很快就能找到感觉，下次就有勇气自己带孩子出去走一走了，也可以保持平静。

去三角关系

三角关系看起来可以稳定两个人的关系，所以有时候咨询师会变成第三者。通常一个家庭会喜欢把咨询师卷入进来，但是咨询师要有拒绝被卷入的能力。

以前我做过一个咨询，来访者是一对父子。这个爸爸非常强势，儿子看起来很懦弱。我通常都会分析家谱图，问父母双方的原生家庭的基本关系。有一次我问爸爸："你们家有几个兄弟？"爸爸特别严厉地瞪着我说："你问这个有什么用呢？和咨询有什么关系？"我看看他说："你不告诉我啊？"便转过头去问小孩："你爸爸有几个兄弟？"他儿子愣愣地看着我，突然发现原来还有人是可以不听他爸爸话的。在他的家庭中，爸爸就像是独裁者，谁都听他的。而我就直接把他"撇"出去了，和孩子去谈。这个孩子原本表现得特别冷漠，但当我开始跟他这样交流后，他觉得拒绝爸爸是可能的。本来他爸爸是想把咨询师卷入三角关系里，按照他爸爸的脚本来演绎接下来的咨询故事，但是当我拒绝这种卷入的时候，这个孩子也学会了怎么平静地对抗他爸爸超强的控制欲。这样去三角关系之后，这个孩子开始能表达自己的情绪，像一个活生生的人，慢慢敢于表达对爸爸的愤怒。

在另外一个案例中，一个家庭因为儿子的学业问题来诊。孩子觉得自己很想学习，但是就是学不进去，成绩非常不好。在问及学习障碍发生的时间时，他的问题产生的原因得以暴露。他是从小学四年级开始出现问题的。那个时候，他家搬到了靠近郊区的地方，由此他就转入了不太好的学校。从那时开始，他的成绩迅速下降。有一次，他拿着不及格的成绩单给妈妈时，妈妈备受打击，当即出现了喷射样呕吐，送医院后确诊为高血压危象，那时妈妈还不到40岁。母子俩相互补充完成这段陈述，在这个过程中孩子的眼中是含着泪水的。自从发生这件事情之后，儿子就很害怕，妈妈生病成了孩子的创伤性事件，一旦成绩不好，他就会很担心。我就跟他解释，他真正害怕的是妈妈的死亡，并且和他以及妈妈一起探讨，妈妈若是真的离世了会怎样。他妈妈说如果自己离世了，孩子的两个舅舅也会管他的，两个舅舅的事业也都很成功。当然妈妈并不认为自己会有生命危险，后来孩子也就放心了。在这次治疗快要结束时，妈妈表示对整个治疗很不满意，她认为我并没有教她儿子怎样学习才能提高学习成绩，妈妈说这些话时是非常愤怒且咄咄逼人的。我对此的回应是，如果孩子的学习障碍是因为心理问题，那么我们可以解决，但是治疗师不是老师，不会具体教孩子如何做每一道题目。当时这个孩子看着我，感到特别惊讶：他发现有人竟然可以拒绝他妈妈的要求。那是第二次咨询，看起来在不那么愉快的情境下结束了。我原本以为这个家庭下次就不会再来了，结果后来那个妈妈说孩子主动想来咨询，于是我们又追加了一次咨询。那次咨询中，孩子表示上次觉得咨询效果特别好，他也说不出来为什么。但上次拒绝他妈妈的时候，我能从他的表情里看出来他是开心的。我想或许他从咨询师身上可以学会怎样不被他妈妈操纵。他妈妈希望利用咨询师来控制她儿子，但是咨询师却拒绝被她卷入这样一个境地里，孩子可能会从中学到很多。那个男孩子做了三次咨询，原来的成绩处在不及格的边缘，后来的成绩达到八九十分了。其实这个男孩子本身并没有什么太大的问题，更多的是被家庭带动的情绪问题（易春丽，2004）。

当然，如果自闭症儿童想要把咨询师卷入的话，我通常会暂时接纳他们的卷入，后续再做其他处理。有一个小学一年级来诊的有自闭倾向的小女孩，在咨询了很长一段时间后停止了咨询。到她小学三四年级时，她跟她妈妈说要继续预约一下原来的咨询师，她想要让咨询师批评她的爸爸，因为她爸爸总是对她的行为很不满，尤其是"慢"。我接受了她的卷入，帮助说服她爸爸接纳她的"慢"，但是作为咨询师，最终我还是希望这个家庭不需要第三者的卷入，这个爸爸和女儿能够学会彼此谈判和妥协。

在所有家庭治疗流派里，和家庭距离最远的就是系统家庭治疗师，而其他的家庭治疗师都会卷入得非常深。如果是结构家庭治疗，咨询师会直接告诉你该怎么做，甚至替代父母自动卷入。系统家庭治疗师几乎不卷入家庭，主要是帮助家庭成员看到他们的家庭到底是怎么运作的，然后向家庭成员解释这个家庭为什么会是这样运作的（Bowen，1971）。咨询师尽量让家庭成员保持独立，该是谁承担的责任就由谁来承担，因为一个人真正的康复是能够对自己负责任。

第三节　结构家庭治疗

结构家庭治疗是由萨尔瓦多·米纽庆（Salvador Minuchin）在二十世纪六十年代创建的。该流派认为，个体症状的根源在于家庭结构的功能不良，有针对性地改变家庭结构有助于家庭解决问题。米纽庆定义了家庭结构，并提出了家庭结构的评估方法，以及针对失效的家庭结构的干预方法。

家庭结构

米纽庆认为，家庭结构是一种可预测的行为程序或是有条理的行为模式，家庭成员通过它来实现彼此之间的交互作用。比如，在我国一些地区，家庭中的男性围坐聚餐，而女性则不能上桌吃饭。这是家庭中的女性和男性在特定情境下的固定互动模式，是在不断重复的行为基础上形成的交往模式。这种公开的固定模式透露着对女性价值的贬低。来自这种家庭中的女性往往自我价值感很低，特别容易迷信权威。这些问题往往跟她们所属家庭的家庭结构有关。

家庭中的交往模式规范着家庭成员的行为，而这些模式需要约束系统加以维护，家庭中的层级结构能够发挥这一作用。层级结构是指家庭成员之间的权力差异。当孩子未成年的时候，父母承担着养育、保护和教育孩子的责任，因此父母的权力应该大于孩子。如果父母的等级跟孩子平等或在孩子之下，孩子在家庭中就失去了保护。但是理论上说，一个人到青春期之后，差不多是可以和父母"平起平坐"的，因为孩子已经具有了一定的行为能力，在法律上也需要对自己的行为负责了。这个时候父母应该允许孩子争取更大的权力，以促进孩子的成长。米纽庆认为，青春期的孩子和父母的某些夺权冲突，对孩子来说是有意义的。如果这种夺权行为完全被压制了，青少年就有可能出现各种行为问题。传统中国家庭的层级结构特点非常鲜明，是比较僵化的、无法渗透的。我们曾经围绕中国家庭结构做过一些调查。有一个调查是在青海省的一个偏僻农村开展的，内容是让当地的村民完成家庭图像测验（Family Image Test，FIT）。这个测验是日本东京大学的龟口宪治教授根据家庭雕塑技术开发出来的家庭结构测验（Kameguchi，2004）。我们会让被试在一个棋盘一样的纸上用圆形贴纸（代表家庭成员）和线条（代表关系联结）来表示所有家庭成员以及他们的关系远近（如图3a所示）。圆形贴纸的颜色越深，代表这个家庭成员的权力越大（Nakatsubo，Araya，Sakaguchi，Shiomi，& Kameguchi，2006）。结果发现，几乎所有被试都把爷爷、奶奶贴在家庭结构的最上层，并且都用颜色最深的圆形贴纸来代表，然后分别是儿子和儿媳妇，而孩子的权力是最小的，典型贴图如图4所示（Zhou，Onojima，Kameguchi，& Yi，2017）。这个等级非常清楚，无论一个家庭中的孩子年纪多大，他们基本上都会绘制出这样一个结构图。

图3a　代表家庭成员的圆形贴纸（颜色深浅表示
权力高低，三角方向表示最关注的家庭成员）

图3b. 代表家庭成员的关系亲疏的线条贴纸

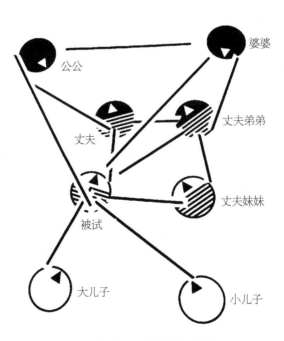

图4　典型扩展家庭的家庭图像

此外，家庭中也会存在一种功能性的互补作用。很多时候，家庭里有一个人性子急，有一个人性子慢，他们俩就有可能构成互补状态。比如，如果一家的老大和另一家的老小结婚，往往是互补的：老大一般比较强势，老小则一般要求被照顾。这种互补的情况相对来说就匹配得很好。如果夫妻俩都是原生家庭的老大，就容易争权；如果都是老小，则可能互相推诿。丈夫和妻子能够互相接纳对方，有助于家庭的整体运作。

家庭子系统

家庭系统通过子系统的分化来实现其各种功能。最常见的子系统有夫妻子系统（丈夫和妻子）、亲子子系统（父母与孩子）和手足子系统（孩子之间）。夫妻子系统是家庭的基础，其功能直接关系到整个家庭的稳定。亲子子系统则是在孩子降生之后新形成的子系统，执行着夫妻对孩子的抚养和教育职责。当家庭中有第二个孩子降生时，就会出现手足子系统。在这个子系统中，孩子要学习跟同辈人打交道，对于孩子适应家庭外的同伴关系有着一定的作用（Minuchin，1974）。在家庭中，每个人都同时处于不同的子系统之中，比如一个男人可以同时是儿子、丈夫和父亲，他在不同的子系统中有着不同的权力等级，同时也处于不同的互补关系中。

除了这些基本子系统，家庭中还可能形成一些临时联盟。比如，在一个普通家庭中，如果母亲比较弱势，一般孩子会和母亲组成联盟，联合对抗父亲。比如当父母出现小争执时，孩子通常会向着比较弱势的一方，一般是和弱势的母亲联盟，以达到家庭内部的某种平衡。如果是父亲弱势一些的话，孩子也可能和父亲联盟。当然也有破坏平衡的联盟，这是更复杂的情况。曾经有这样一个案例：有个青春期的女孩，她的父亲特别有能力，她父亲在夫妻关系中也是极其强势的，小女孩会选择和爸爸联盟，一起打压她的妈妈。女孩的妈妈觉得自己在家里的地位太低，女儿不是她背后的支持，于是想要再生一个孩子，因为她期待能够再有一个小孩来保护她。这其实是一个很糟糕的家庭模式，是夫妻子系统失衡引起的家庭结构混乱。在结构家庭治疗中，我们要去识别这些子系统，然后去调整有问题的家庭结构。

人际界限

不同子系统有着不同的特定功能，其功能的正常执行与系统的分化密切相关。一个子系统应该要有清晰的边界，这样才能容许子系统的成员在不被干扰的情况下执行功能，同时又能够容许子系统成员与外界进行适当接触。这里就涉及人际界限的概念。人际界限调整着家庭及其子系统的分离性和自主性，规定着谁能加入家庭或其子系统以及如何加入，可用于保护家庭或其子系统的相对独立和功能发展。比如，夫妻子系统需要发展夫妻相互合作、相互适应的能力，这就要求夫妻双方原生家庭的家人、他们的孩子以及家庭外成员跟夫妻子系统形成边界。亲子子系统中要发展夫妻养育孩子的能力，同样需要一个清晰边界的保护。

米纽庆认为，人际界限的清晰度是评估家庭功能的重要指标。有问题的人际界限，通常存在两种情况。第一种是疏离型（disengagement），表现为家庭或其子系统界限过于严格，导致家庭或其子系统比较封闭，与外界接触很少。家庭或其子系统成员虽可以发展自主性，但其归属感和寻求支持的能力比较弱。当家庭遇到应激事件，需要进行结构调整时，家庭往往属于无响应或者延迟反应的状态。第二种相反的边界叫作纠缠型（enmeshment），表现为家庭或其子系统的边界是模糊的，与外界处于过度融合的状态，家庭或其子系统的独立性会受到威胁。处于这种家庭或其子系统的个体可能会有归属感增强的体验，但其自主性的发展可能受到影响。这两种状态是人际界限处于两个极端的体现，与家庭功能不良有着密切的关系。结构家庭治疗师的主要工作之一就在于评估家庭与外界、家庭各个子系统之间的边界清晰度，进而调整家庭边界，使模糊的边界变得清晰，打通僵化的边界（Minuchin，1974）。

　　米纽庆到中国做过一个案例，该案例涉及一个在中国非常典型的家庭，这个家庭以孩子的行为问题为主诉来诊。米纽庆在会谈中发现，婆婆会卷入儿子和儿媳妇的亲子子系统里面，和儿媳妇"抢孩子"。这是典型的边界问题。米纽庆认为这个家庭应该具有边界，婆婆应该离开这个家。这是一个现场示教的案例，米纽庆在讲他的家庭边界理念的时候，当时下面坐着很多国内的心理咨询师，大家都感到很诧异，觉得这不符合中国传统。米纽庆却说了一句非常强悍的话："我不管你接受的是什么传统，但我告诉你，只有家庭结构的边界比较清晰，这个家庭才会比较健康。"因此，他在干预时会致力于让这个家庭的边界变得清晰。

　　在亲子子系统中，父母与孩子的边界模糊（纠缠型边界）在中国家庭中是非常常见的。在孩子很小的时候，母亲和孩子的人际边界有可能是偏纠缠型的，因为孩子对母亲的需求很高，这是一个正常现象。但当孩子长大后，养育孩子的主要职责在于管教和指导，亲子间的人际边界就要清晰一些。很早以前有一个家庭来做咨询，父母在描述他们的亲子关系很好时说到了一个细节：只要孩子房间开着门，父母就能直接进去，孩子并不介意。咨询师对这对父母说："这真的好吗？孩子已经青春期了。"又对孩子说："你的父母进门，即使门是开着的，他们也应该敲门。"然后再对父母说："要让孩子在思想上有准备。"敲门这种象征性的动作其实就是边界的体现。当亲子界限模糊的时候，父母对孩子偏离习惯的行为会过度反应，或者因为害怕孩子犯错误就代替孩子做很多事情。这种边界模糊有时候是因为爱，有时候是因为父母对错误的恐惧。父母养育孩子的时候，其实不需要去帮助孩子避免或者绕开所有的错误，而是要告诉他，人生本来就是由很多大大小小的错误组成的，我们需要学会的是改正错误的方法。曾经有一个在我这里做咨询的孩子，有一天他干了一件坏事，不知道是有意还是无意。他吃完冰棍后，把木棒扔到厕所里，堵了下水道，后来他妈妈花了700块钱找了一个管道工，把整个坐便器都翻起来了，才把卡在管道中的木棍弄出来，疏通了下水道。他觉得这件事情很丢人，不想让妈妈在咨询中提起，但是他妈妈却说经过这件事情之后，这个原本胆小的男孩成长了很多，因为他发现犯错误没有想象中那么可怕，有时候钱可以解决很多问题，也可以用其他的方法解决。在接受了一段长期咨询之后，母亲接受了这样的理念：犯错误是再正常不过的，大错误当然是要严肃处理的，但是很多小错误是应该被接受的。很多家长特别害怕孩子犯错误。孩子一犯错，家长紧张，孩子也紧张。家长不要那么害怕孩子犯错误，学会去接纳孩子的错误，孩子才可能接纳自我。这并不是在鼓励孩子犯错误，而是在孩子犯错误的时候帮助他们修正错误，积极面对错误。如果父母因为害怕孩子犯错误而模糊了自己和孩子之间的界限，时刻都限制着孩子，那么孩子就只剩下对错误的恐惧，这样一来，孩子永远都学不会在他的成长过程中如何面对挫折和失误。

在疏离型的家庭中，人际界限是很僵化的，父母对孩子有着很严格的要求："你必须按照……执行""你必须独立完成……"等。事实上，一些针对自闭症儿童的行为训练就对儿童设立了一个不容妥协的边界：你必须完成这些任务，没有任何可以讨价还价的空间。如果家长对这种行为训练盲目遵从并过分投入到训练师的角色中，就有可能制造一个疏离型的人际边界。试想，若是孩子在这样的环境中成长，又怎么能学会正常的人际关系呢？如果父母没有让孩子感受到爱，他们又如何能学会爱呢？爱的表现应该是理解与接纳，而不是评判与限制。

家庭适应和适应障碍

家庭中的压力，有一部分来自外部环境，即某个家庭成员或者整个家庭在与外界进行接触时遇到的压力。比如，爸爸或者妈妈在工作中遇到了压力，那么首先受影响的应该是夫妻子系统。如果夫妻子系统没有很好地应对这种压力，压力就可能转移到其他家庭子系统，影响亲子间的正常互动。还有一些压力是外部环境作用于整个家庭的，比如全家搬到一个新的城市，每个家庭成员都需要为此做出适应和调整。

有一个自闭症女孩的癫痫发作就与妈妈的压力有关。该女孩妈妈的职业是教师，她在秋季学期开学的前几周非常容易焦虑，因为选课人数不固定，她雇的助教人数就不固定，可能遇到各种不可预期的事情。当家长变得紧张的时候，孩子很容易就能知觉到妈妈的焦虑。每年的这段时间，都是小女孩的癫痫高发期。

家庭的压力，还有一部分是和家庭的发展有关的。所有的角色变化，比如说夫妻结婚、怀孕、生子，小孩上幼儿园、上小学等，都会给家庭带来一定的压力，对父母也是一种考验。在孩子刚出生的一段时间内，父母是很容易紧张和焦虑的，尤其是第一个孩子出生的时候。原先这个家庭只有一个夫妻子系统，夫妻两个人在这个子系统中相互磨合、适应，可能已经达到比较和谐的状态了，但随着孩子的出生，家庭需要从夫妻子系统中分化出一个亲子子系统，也就是说他们在当一个丈夫或妻子的同时，还要学会如何当一个父亲或母亲，要学会怎么养育和照顾孩子。刚开始的时候，作为父母，个体可能感觉不是这里错了就是那里错了，每天提心吊胆，但当一对夫妻生了第二个孩子后，他们作为父母的角色已经成长了，养育孩子的能力也精进了，感受到的压力就会小一些。当然也可能在养两个孩子的时候，父母要付出更多的精力，并且在力不从心的时候，把脾气发泄到孩子身上。

家庭还可能遇到一些特殊的应激源，比如孩子被诊断为自闭症或者其他疾病，就是一个重大的压力源，需要家庭进行调整和适应。

一个正常且适应良好的家庭并不是就不会遇到压力，而是这类家庭具有足够的灵活性去适应角色的变化，包括由环境变化所引发的角色变化以及整个家庭中出现的角色变化。正常家庭的子系统边界应该是足够坚固又具有弹性的，以便在环境改变时可以做出调整。此外，正常家庭适应压力的方式应该是既能够维持家庭的持续性，又能够接受重建的可能性（Minuchin，1974）。

适应不良的家庭，可能存在两个问题。

第一，家庭内部的固有结构是有缺陷的，当家庭面对压力的时候，可能会出现新的混乱。我给一个自闭症孩子的家庭做过咨询。有一段时间，这个家庭中的妈妈刚生下第二个孩子。这是一个家庭发展的过渡性时期，此时家庭通常会存在一些压力。那段时间，这个妈妈特别焦虑，她总在抱怨自己患有自闭症的孩子的各种问题，担忧这个孩子如果到了上学的年龄却不能上学的话该怎么办。在了解她的家庭结构后，我认为她是在用孩子的问题表达她对混乱家庭结构的焦虑。她在"坐月子"期间，把自己的妹妹请到了家里来帮忙照顾，结果妹妹把妹夫也带来了，两个人商量着出去找个店面做生意，每天都在外面忙活，很晚才回到家里。于是这个妈妈在产后并没有得到任何照顾，晚上睡觉还要被晚归的妹妹和妹夫打扰。其实，她可以选择花钱雇个月嫂来照顾自己，如此一来便是很单纯的雇佣关系，她不满意的话是可以对别人提要求的。但是，因为不信任"外人"的帮忙，她把妹妹卷入自己的家庭系统当中，希望妹妹可以免费照顾她，这当中就存在一个边界的问题：她跟妹妹之间应该具有边界，即使是亲戚之间的"帮忙"也是有偿的。我对这个妈妈的建议是："你应该让他们走。"她很不好意思，觉得这必将对彼此的关系有所损伤。但我认为，她作为一个母亲，首先要保证的是自己孩子所处环境的质量，其他都可以向后推。

我总共为此事给他们夫妻咨询了5次，中间有一次咨询时，这个妈妈告诉我她的妹妹和妹夫准备走了，于是这次她的心情也变好了。然而下次再见的时候，她的妹妹和妹夫还是没有离开，状态就又变差了。我就这样见证了着她心情波动起伏的过程。直到有一次见面的时候，她说妹妹和妹夫终于走了，她感到家里很清静，自己也觉得心情很舒畅。那之后，她也不再抱怨她的自闭症孩子的上学问题了，她觉得可以找个学前班。当她的心态好一些的时候，她也可以更加积极地看待孩子的问题了。

第二，家庭结构是缺乏弹性的。在面对压力时，家庭关系中的边界会愈发僵化，以致个体避免或抗拒去探求角色的变化及现有交往模式的可替代方式。我上课的时候常常会用影视作品对问题进行分析。在韩剧《加油！金顺》里有这样一段剧情：婆婆习惯了在家做饭，有一天，她的脚受伤了，于是公公建议订餐。这其实是选择了一种替代和妥协的方式。但是婆婆拒绝这种妥协，她要求儿媳妇请假，留在家里做饭给大家吃。她僵化地要维持原来的家庭生活规则，就需要别的家庭成员来配合她，做出某种牺牲。我曾经给一个小女孩做过咨询，她因为被老师打，出现了心因性瘫痪。她妈妈之前的习惯是每天把家里的地擦得特别干净，但是在孩子生病之后，她每天都要处理很多新的状况，特别累，但她仍然不允许她们家的地板上有一丁点儿灰尘，每天都要花大量的时间擦地。我问她："为什么不能忍呢？脏就脏吧。"她说："忍不了。"她坚持要维持原来的家庭行为模式，那么就不得不承受更大的负担。如果家里有患自闭症的小孩，父母是应该为此做一些调整的。有一个自闭症孩子的父母原来也是习惯家里的事情都亲力亲为，觉得没有必要再请一个人来家里帮忙干活。后来孩子得了自闭症，她每天忙着照顾孩子，实在兼顾不了太多家务，于是请了家政人员。为了应对家庭压力，我们需要考虑做一些这样的妥协。比如某个自闭症孩子的家庭本来已经达到某种平衡，结果奶奶来了，而奶奶觉得请个陪读姐姐、照顾孩子浪费钱，于是奶奶千方百计想要"挤"走陪读姐姐，孩子的妈妈因此很崩溃。再比如，在自闭症孩子的家庭中，很多父母会选择一方辞职，全职照顾孩子，这也是为了应对家庭压力做出的妥协。当然任何事情都讲究一个度，有些人家为此把钱花光、把房子卖掉，这也成问题。当一个家庭失去了最基本的安全保障时，是没有办法好好养育孩子的。结构家庭治疗认为，家庭如果缺乏弹性就会出现很多问题，所以我们在做咨询的时候，需要让这个家庭的结构更具灵活性，要能根据情况的变化而做出适度的调整。

米纽庆曾对很多患进食障碍的青少年家庭进行过干预，并系统总结了在这些家庭中存在的适应问题。他发现，这些家庭大多存在第一类适应不良的问题，即固有家庭结构存在缺陷。这集中表现为很多患进食障碍的孩子与父母的边界过于模糊，他们之间呈现出过分亲密、不分离的状态（Minuchin，Rosman，& Baker，1978）。父母的养育行为常有过度保护的倾向，对孩子的行为有过多的控制和限制（Kog & Vandereycken，1989）。进食障碍可以看作孩子和父母争权的行为：父母对孩子有太多控制，但孩子至少可以决定自己吃多少东西。孩子最终通过进食障碍实现对父母控制的反抗，以及对父母的控制。另外，这些家庭也大多存在第二类家庭适应不良的表现，即家庭结构缺乏弹性，不能根据环境的变化进行调整。进食障碍大多起病于青春期。青春期的时候，孩子的自我意识膨胀，他们会期待自己在家庭中的权力能有所上升，自主性增强。这时，父母其实应该对家庭的层级结构做一定的调整，给予孩子更大的自由度。而如果家庭层级结构过于僵化，无法调整，那么原有结构就会失效，家庭成员就会出现适应不良的问题。还有一些家庭的问题是没有能力去应对和解决冲突。家庭内有冲突很正常，这是家庭结构进行自行调整的绝佳机会。父母两人有分歧或者口角，冲突到了一定水平后，反而能够很好地解决问题。但如果父母没有能力去好好应对冲突，要么回避冲突，要么将一般冲突升级为恶性冲突，而无法寻求有效解决问题的方法，那么孩子的应激水平就会升高，继而出现各种心理或生理症状。

结构家庭治疗在自闭症儿童家庭干预中的运用

在我们与自闭症儿童家庭的工作中，会运用到结构家庭治疗的理念和方法。我们会关注家庭结构的评估，关注家庭互动模式、家庭层级结构、家庭及其子系统的边界是否清晰，目标是通过调整失效的家庭结构及建造合理的边界，增强家庭的压力应对能力。其中，特别需要提到的是，在我们治疗进展到一定阶段的时候，自闭症儿童会出现跟父母争权的现象。我们认为这样的争权是有意义的，是对孩子有好处的。但是，这里面又暗藏着家庭等级结构翻转的风险。前文提到，父母的权力等级比孩子高，而如果孩子控制了父母，那孩子的权力就会在父母之上，就会出现等级翻转。这样的等级翻转虽然在短期内可以满足孩子的自恋，但会让家庭结构陷入无序，最终让孩子失去保护。

我们的干预方法是要让孩子和家长建立良好的亲子关系，认识到自己是被接纳和珍爱的，同时要维持正常的家庭层级结构，让孩子接受家长对其合理的控制和规范。在实践操作中，这两个目标有时候存在矛盾，需要小心谨慎地处理。我们的方法是"先给后收"：先让小孩获得足够的选择权和控制感，这有时候看起来是对孩子的"纵容"；当孩子状态慢慢变好的时候，要对原则性问题进行控制，不是真的没有原则地让孩子无法无天。我的临床经验也显示，当你给足了孩子爱，往回收一点儿权力并不是很困难的事。下面展示我对一个案例的部分治疗笔记，以便对以上情况的处理进行说明。

L第一次来咨询的时候，他给我一种发愣的感觉。虽然他一直在我的镜头里，但在摄像机里基本是看不到这个小孩的，他一直藏在父母背后。他既不会和我有眼神交流，也不会和父母有眼神交流。那时候他非常瘦，他爸爸给我看过他光着上身的照片，干瘦如柴。治疗到一个阶段的时候，他开始放纵自己的食欲，他可以一天花200块钱来买各种吃的、喝的东西。一个月差不多要花费5000～6000块钱。吃不完或者不喜欢吃的时候，这些东西就给爸爸妈妈吃。除此之外，他对玩具的需求也开始膨胀。他喜欢玩各种他认为是玩具的东西，并且都要求父母买下来。比如有次到药店他看上了一个蓝色的药水瓶子，爸爸就把药水瓶买回来，把药水倒掉，再把瓶子给他。那段时间，基本上他喜欢什么父母就买什么，几乎是无限制地纵容他。他开始变得"嚣张"，很大胆地提出各种需求。我一开始没有处理这个情况，我给他划定的自由空间很大，能忍的我都忍了，这样坚持了很久。但是后来，他把自己吃太胖了，胖得像个球一样，下巴都快看不见了。那时我就要考虑怎么去纠正这件事情了。我和他妈妈说："你能不能少给他吃点？即使他生气，你也不给他，小孩可能慢慢就适应了。"

但实际操作起来并不是那么简单。限制性行为会让孩子有挫败感，也可能会损害亲子关系。比如，妈妈第一次限制L吃零食就不成功。妈妈描述L要吃烤肠。一根烤肠一口就吃进去，接着还要第二根。妈妈说无论如何都不能给他，一直拒绝。结果，当时他们在家里就发生冲突了。其实，处理这种情况要灵活一点儿，要看他的行为到底有多严重。如果特别严重，孩子的情绪很激烈，可能还是要做一些妥协的，也许不给他原来想要的东西，而给他一些替代性的小东西，给他找个台阶下。

后来，我在咨询中向孩子的父母示范了如何温和地限制孩子。L到附近的小店拿东西，其实小店的人已经对他很熟悉了，他要什么就直接让他拿，他们知道会有人给他付钱的。这次，他妈妈不给他钱，说没有钱。L说："你变出来嘛。"他妈妈坚持说变不出来，让他把没付钱的东西还回去。L当然立马就哭了，中途甚至还躺在地上哭了一阵儿。有个老太太过来说："嗓子都会哭坏的，要什么就买嘛。"旁边的人也会给一些压力。有的家长这时候可能会很崩溃，觉得失控了，"这个孩子又在用哭闹控制我"。但是我在咨询的时候会让家长看到，父母其实是有决策权的。因为父母是有钱买东西的那个人，父母是可以决定带他出去走多远的那个人。父母不给孩子买东西的时候，孩子是没法控制父母的。所以，父母要清楚地知道，如果自己已经成功地限制了孩子，那么接下来就需要忍耐孩子对此的情绪反应。父母要有很好的心态去理解自己的孩子："没让你吃，所以你不高兴啊。"父母要帮他去描述他的感觉和情绪体验，然后与他产生共情。当孩子在发脾气时，父母要陪着他把这个情绪释放出来，不要指责他，要让他知道，父母是理解和接纳他的情绪的。不能因为孩子情绪升级，父母的情绪也跟着升级。父母应该要容纳他的情绪，让他的情绪慢慢平复，然后和他谈判。中间我们给他爸爸打了个电话，让他爸爸承诺下班的时候给他带一小袋零食回来。妈妈说："你这不是又纵容他了吗？"我说："是不一样的。在这个时刻，我们没有纵忍他。能向后推一段时间，就推一段时间。你也不用完全拒绝他。"他妈妈说，以后每天只可以买一样。我们最后商量的结果是一天可以买三样，矿泉水不算在里面。让我也没有完全预料到的是，这次限制的效果很好。下次来咨询的时候，L几乎没有抗拒，就接受了这个新的规定，他每天买零食的花销就从200块钱降到了10块钱。

从"纵容"到限制，这其中的时间节点很重要。因为这个自闭的小孩原来无论在身体上还是心理上都非常脆弱，也不知道别人是爱他的。所以我们要先接纳和容忍他，把他养到现在非常"嚣张"的状态，而这个阶段我们差不多花了一年半的时间。当然，这种毫无限制的状态有一些过，因此我们之后需要往中间的状态收，让孩子意识到家庭层级结构。能够直接调整到中间的状态固然好，但在实际操作中存在着非常多的困难，所以有的时候会出现矫枉过正。我们应该等待时机，再做调整。如果在孩子和父母之间还未达到比较好的关系状态时，就非常限制他，那么他的康复就是缺少基础的，如果接纳得"过"一些后再适当往回"挡"一下他，让他调整回相对适宜的中间状态，他在知觉上会舒服很多。如此一来他便能够理解，虽然你在限制他，但是有爱作为基础，他并不会真正受到伤害，他是很安全的。当然，"纸上谈兵"容易，但是在实际的操作过程中，这一部分需要很多的技巧与耐心。

第四节 人本主义家庭治疗

人本主义家庭治疗流派的代表人物是维吉尼亚·萨提亚（Virginia Satir）。萨提亚起初从事教育工作，后来在芝加哥大学修读社会工作专业，毕业后成为精神科社会工作者。她大约从1951年就开始尝试家庭方面的治疗，后来成为美国加利福尼亚州精神研究学院（Mental Research Institute，MRI）的联合创始人，推动家庭治疗的研究和训练。她于1967年出版了重要的专著《联合家庭治疗》（*Conjoint Family Therapy*），1972年出版了关于亲子沟通的大众科普读物《新家庭如何塑造人》（*People-making*），1982年出版了面向心理工作者和普通大众的通俗版家庭治疗个案及解析《萨提亚治疗实录》（*Satir Step by Step*）。萨提亚是最有影响力的家庭治疗师之一，她所建立的心理治疗方法以人本主义价值取向为基础，最大特点是强调提高个人的自尊、改善沟通及帮助人活得更"人性化"（萨提亚，贝曼，格伯，葛莫莉，& 聂晶译，2007）。

　　萨提亚是社工出身的心理咨询师，这和大多数家庭治疗师的精神分析师背景不同。社工出身的家庭治疗师和其他流派的家庭治疗咨询师最不一样的地方在于，社工本身是会到来访者家里服务的，而通常心理咨询师比较倾向于在心理咨询室这种相对中立的空间做咨询。心理咨询师不上门服务可能有多种原因，比如来访者在自己家里有主场优势，会让咨询师失去控制感，同时很多没有治疗动机的患者的家属会邀请咨询师上门，这种咨询不会起到太大效果，咨询师很可能被操纵。但是从社工的角度看，上门也是有好处的，可以看到咨询室里看不到的细节。比如，我在为一个自闭症小朋友咨询了很长时间后，才知道他和妈妈睡在家里一进门的客厅很多年，估计是他对家里其他房间感到恐惧。后来他开始探索其他房间，他妈妈才提及他之前睡在客厅里，如果咨询师上门可能就能迅速知道他选择居住环境代表的含义。在咨询室里咨询师以为能了解那个家庭的状况，其实未必。虽然大多数咨询师还是选择传统不上门的方式，少有选择上门咨询的，但对于自闭症干预来说，因为自闭症孩子对环境的要求很高，他们可能觉得自己的家才是最安全的环境，所以如果自闭症儿童年龄偏小、症状偏重，为保证环境的安全性，我们应尽可能降低不熟悉的环境对自闭症儿童的冲击。或许在某些特殊情况下，咨询师也可以考虑到来访者家里做咨询。当然为了安全起见，建议上门时咨询师带一个助手或者两个咨询师搭伴。

我们对自闭症儿童的干预基本是遵循人本主义的价值取向的。下面，我们将结合萨提亚的家庭治疗模式，着重论述人本主义家庭治疗方法在自闭症儿童家庭治疗中的应用。

人本主义家庭治疗理论

人本主义的价值取向

人本主义的价值取向认为，人是有价值的、平等的、可改变的、可发展的。在治疗中，萨提亚流派对人的可改变性持有积极看法。从临床经验来看，有的人做个体咨询不容易改变，然而在做家庭治疗的时候，很多人会为了家人的福祉，产生强烈的改变动机。比如，有些父母因为不希望孩子将来重复自己的人生模式，会表现出积极改变的趋向。曾经有一个30多岁的妈妈来咨询，她在婚姻以及原生家庭中都特别有牺牲精神，会为家人做很多事情，表现出如殉难者一般的形象。然而，在丈夫看来，他不觉得那是爱，反而觉得是负担。她5岁大的女儿，都觉得她的付出超出正常范围，让"妈妈别做了"。但是，她觉得自己做很合理，不需要改变。然而，当问及她是否希望女儿将来过和她一样的人生时，她愣了一下说："我不希望。"当她意识到自己是女儿的榜样，如果她不希望孩子过她一样的人生，就要自己先做出改变后，她的改变动机被激发出来，开始努力改变自己。英国广播公司（BBC）曾经制作过一部叫作《恐惧症》的纪录片，片中记录了多名恐惧症患者参与治疗的过程和结果。里面的案例有康复很好的，也有没康复的。凡是康复的患者，都有强烈的改变动机，觉得自己能改变，也要改变，而且改变的动力大部分来自他们的孩子，他们希望能和他们的孩子过不一样的生活。其中，有一个因为车祸而出现开车恐惧症的女士，她治疗的动机是希望能够开车带她家的小宝宝出去玩。她觉得现在不能开车，太限制她和宝宝的活动范围了。还有一个女士因为特别怕羽毛不能出门，如果什么地方有鸟，她就特别害怕。她因没机会带女儿出去玩感到很遗憾。另外有个怕狗的儿童，他的改变不是为了家人，而是为了能和同学有正常的交往。这些有改变的人背后都是有亲密关系动机的。在纪录片中，最后有一位没有改变的老年男士，他觉得没有任何事情或人值得他改变。他有广场恐怖症，不出门。他曾努力想出去，但最终没走多远就退回来了。所以，虽然说人是可以改变的，但是如果没有改变动机，那么改变也只是嘴上说说。做咨询有时候需要激起来访者的改变动机。在与自闭症儿童家庭接触时，我们希望家长能够努力改变。为了让孩子能够走出自闭的世界，家长需要有积极平和的心态，还要有比一般家长更多的宽容、耐心和养育技巧。在我们的干预中，凡是干预效果好的案例，家长都有非常强的改变动机。

强调交流的重要性

萨提亚模式非常强调沟通交流的重要性。沟通包括非语言沟通和语言沟通。非语言沟通有很多方面，比如眼神、表情、语音、语调等。语言沟通则涉及用词、语言的内容、对事情的解释风格等。萨提亚认为，理想的沟通是表里一致的沟通，也就是说，个体首先要对自己的感觉有觉察，然后其语言及非语言信息都和感觉保持一致。语言和非语言信号传递出不同的信息，说明信息发出者本身很混乱、缺乏觉察，这会让对方感到困惑（Satir et al.，2007）。和语言信息相比，萨提亚更重视对非语言信息的调整。因为在大部分互动过程中，非语言信息在传递态度和情感方面更有优势，且更难伪装（Argyle，1972; DiMatteo, Taranta, Friedman, & Prince，1980; Mehrabian & Ferris，1967）。

萨提亚擅长从细节去分析来访者的语言和非语言信号。比如，父母跟孩子互动，怎样会让孩子有亲密的感觉呢？萨提亚有一系列很具体的要求，比如：父母的身体高度应该跟孩子保持在一个水平线上；父母的表情要好，要对孩子笑；跟孩子身体接触的时候，力度要轻柔；说话的语气和语调也都应该有所调整。这对自闭症孩子的康复很有帮助。我们用类似的方法去指导父母和自闭症孩子的互动，让父母知道安全的互动应该是怎样的。当自闭症孩子走进咨询室的时候，咨询师也需要了解，自己要做什么和说什么，才能让孩子觉得咨询师是一个没有危险的陌生人。

自闭症儿童在非语言和语言沟通方面都存在问题，这是自闭症的核心症状表现，比如他们会躲避其他人的眼睛，缺乏眼神交流，很多孩子在语言发展上也存在程度不同的缺陷。我们发现，很多父母在跟孩子沟通时，不注意调整自己的语言和非语言沟通信号，这样沟通的效果往往不是很好。比如，有的父母会抱着孩子的脸，对孩子说："看我的眼睛。"这时候，父母和孩子的距离非常近，往往会导致自闭症儿童更加躲避父母的眼神。我们推测，自闭症孩子感到舒服的人际间距离要大于一般儿童。当他跟父母的关系还不够安全时，父母太过亲密的行为会让他有压迫感和威胁感。因此，自闭症孩子的父母要学会等待，并学习推测孩子在什么情境下最容易看向父母，然后去强化那种情境。

同样，在表情方面，自闭症儿童经常会流露出茫然或者紧张的表情。我们很难修正他们的表情，但是我们可以修正父母的表情。我们的干预重点在于让父母要保持良好的表情，让孩子知觉到环境是安全和放松的。如此，他才更有可能去跟父母互动。另外，父母说话时要控制自己的语音、语调。自闭症儿童经常看似没有听到父母说话，所以很多康复训练都强调父母在讲话时要更大声一些。然而，在我们的假设中，自闭症儿童是感觉超敏的，这种过度刺激容易造成自闭症儿童的感觉过载，引起应激反应。当年有个自闭症男孩的妈妈说，她一着急就会对孩子发火，我让她给自己录个音，然后自己听听是什么感觉。后来她确实是录音了，表示自己都没有勇气去听。

以上我们从沟通技巧方面谈了自闭症孩子的父母应如何跟孩子沟通。然而，只有技巧是不够的。有时候父母会压抑沮丧和失望的情绪，对孩子微笑，但那种"微笑"并不能真正让孩子放松。这就是萨提亚所说的表里不一致的沟通。因此，要做到真正有效的沟通，父母应当从态度上进行调整，只有做到真正无条件接纳孩子，并真正看到孩子的可爱之处时，才能在沟通中传递出这种宽容、接纳和欣赏。

强调积极取向

萨提亚是一个非常积极的人，她能把很多负性的行为和事件都赋予新的含义，给出积极正面的解释。比如，根据她的理论，一个孩子的撒谎行为可以从很多方面解释。有可能孩子是为了自我保护，他担心说了真话可能别人会伤害他，比如他说了实话可能被父母暴打一顿。还有些小朋友做事喜欢拖延。这种行为可能也有自我保护的功能，有可能他做完了这项作业，他父母会让他继续做其他作业。我们在咨询中经常做这部分解释的工作，希望父母能够从相对积极的角度去看待自闭症孩子的问题，给孩子营造一个接纳的、安全的环境。比如，一个自闭症孩子在我的咨询室里说："我要睡觉了。"家长一般在这个时候就很紧张，觉得孩子不重视咨询，也不尊重咨询师，会对咨询师先表达歉意，然后批评孩子。作为咨询师，我们要做好家长的安抚工作，要能够从积极的角度给他们解释孩子的行为。我把这个孩子的行为解释为："如果孩子能在我这儿睡觉，这代表他感到很安全，如果不安全，他根本不可能睡着。"然后再去安抚小朋友，告诉他如果他愿意，是可以在这里睡觉的。通过这个过程，小朋友会明白在咨询师这里是安全的，不出格的行为基本上是被允许的，他做出类似的表达也是安全的。

下面一个案例将教给父母如何从积极的角度去看待令他们愤怒的事情。如果转一个角度，事情远没有想象中那么糟糕。

一个7岁的男孩患有自闭症，他的妈妈叙述了一个令她

非常郁闷的情节。她说孩子现在有一个非常不好的问题行为，就是当他生气了，就一憋气、一使劲把大便拉在裤子里。她举了一个具体的例子，那天早晨她正准备给孩子穿衣服，来了个电话，她就去接，可能接电话时间长了，孩子很生气，就把大便拉在了裤子里。因为着急上班，孩子又惹出这么大的麻烦，于是她非常愤怒，训了孩子一顿，责怪他都这么大了怎么还做不好这些。

站在妈妈的角度，我们可以理解妈妈的情绪。妈妈的恐惧和愤怒来自各个方面。原来孩子不存在自理方面的问题，现在突然出现了退行；本来不需要父母耗费太多精力的事情，孩子却不断地添乱，根本不管情况是否紧急。很多家长会产生不切实际的期待，希望孩子能够理解自己。

其实换一个角度来看，孩子出现这种情况，正好给了我们一个帮助他康复的契机。那么，父母要怎么解读孩子行为背后的语言呢？

首先，父母需要了解孩子为什么生气，正常孩子看到妈妈接了很长时间电话，和别人讲话不理他，他也会生气的，从这点来看，上述案例中的孩子和正常孩子没什么差别。如果父母能够解读出这些信息，那么就可以稍稍放松一些。

其次，父母应该知道，至少孩子的行为和当时的情境还是非常匹配的，因为孩子能够通过大便的方式告诉他们自己生气了。这时候父母可以告诉孩子，父母知道他这样做是因为他生气了，他生气是可以理解的，如果他不能用语言表达，用这种行为表达也比不表达要好。

第三，小孩子会用这种极端的行为去判断你到底有多爱他，这种退行是希望你能够更为照顾他。其实很多心理的康复是在退行中完成的。妈妈可以说："即使你的表达方式妈妈并不是很喜欢，但是不管怎样妈妈还是会照顾你的。"如果妈妈像照顾小婴儿一样帮他处理，他会知道什么是无条件的爱。如果父母带着愤怒、敌意、无奈和蔑视，那么孩子会更为回避。

第四，最让父母感到欣喜的应该是这个小孩子已经显现出康复的迹象了，他开始和外人竞争，他希望自己是父母心中最为重要的那个人，他希望能够赢得父母的注意。真正的自闭是完全不关注外界的，至少这个孩子还希望和父母保持亲密，虽然他表达的方式不对。妒忌别人，抢占妈妈，这是依恋关系中很重要的一环。所以如果妈妈知道孩子会妒忌，会要求妈妈的注意，那就应该尽可能满足孩子。康复的契机就蕴藏在这令人受挫的情景之中。

强调提高自尊

自尊（自我价值感）是个人对自己持有的价值的判断、信念或感受（Rosenberg，1979）。一个人对自己的接纳越高，对自己的价值评判越高，那么他的自尊就越高，也就是自我价值感越高。自尊比较低容易导致各种心理和行为问题（Kernis，1993；Paradise & Kernis，2002；Trzesniewski et al.，2006），所以萨提亚在干预中非常强调提升人的自尊（自我价值感）。

提升自尊不一定非要找心理咨询师做心理咨询，大家可以尝试心理自助的方法，自己做些相应的练习。比如，你可以每天记录一件自己做得好的事情，连续记录一个月，再回头把自己做得好的事情复习一下，就会觉得自己其实挺不错的。这是自己一个人可以做到的，难点就是很多人难以坚持。所以要想改变，贵在坚持。

很多时候，大家也可以求助外援来提升自尊。自尊的形成在很大程度上来自重要他人的肯定，这些重要他人包括父母、老师、同伴、工作中的领导等。之前有个自闭症儿童的妈妈说，她在自尊方面有所提升是因为她工作时遇到了一个很好的领导，在某种程度上滋养了她。

通过其他人的赞许和表扬来提高自尊也可以做成互助项目，比如，找些支持自己的朋友玩彼此表扬的游戏。我在心理学课堂上经常布置学生玩这种互相表扬的游戏，参与者都觉得很受益。这个游戏的做法是让大家分组，每组3～4人，每个人先写下自己的优点，然后大家轮流对小组成员说自己的优点，自我表扬，然后每个人把自己的纸条转给右手边的人，由右手边的人表扬自己，这样每个人都会被表扬。在我于四川地区组织的一次培训中，我让参与者写下自己的感受，他们对第一轮自我表扬的总结是"巴适"（四川话，意思是很好、舒服），对第二轮彼此表扬环节的总结是"太巴适了"。在整个过程中，很多认真的参与者开始时会有些不好意思，因为之前很少被表扬，所以他们在自我表扬和被表扬时会有些不自在，但大部分人最后都获得了满满的幸福感。当然这种练习也要常常做才有效，一两次体验到的幸福感，不足以抵消个体由于长年浸润在被批评的环境中而形成的对自身自动化的负面评价。

这些来自朋友的赞许和表扬只是替代性的选择。这种赞许和表扬在个体幼儿期社会化的过程中是由父母来完成的。父母对待孩子的态度及父母的教养行为在某种程度上决定了孩子的自尊水平（Bean，Bush，McKenry，& Wilson，2003; DeHart，Pelham，& Tennen，2006; Frank，Plunkett，& Otten，2010; Herz & Gullone，1999; Milevsky，Schlechter，Netter，& Keehn，2007）。当父母能看出自己孩子好的一面，从内心深处能接纳孩

子时，孩子的自尊就会比较高。然而，中国的传统养育方式比较
倾向于批评教育。我曾经听过一个中学老师对学生说："优点不
说少不了，缺点不说改不了。"在这样的传统文化下，家长和老
师对儿童的赞许和表扬是缺位的。家长和老师默认孩子的优点无
须表扬，如果表扬，孩子可能"翘尾巴"。但是，孩子有缺点却
是不可接受的，家长和老师会对孩子进行批评教育，让孩子去改
正。这里不是说"批评"不对，在社会化的过程中，家长和老师
规范孩子的行为有利于保护儿童，但是过多的批评就会有损孩子
的自尊，同时损害亲子关系。

近年，这些方面已经发生了一些可喜的变化，因为心理学
和教育学工作者的普及工作，父母和老师都开始重视对孩子的表
扬，提升孩子的自尊，这是非常好的变化。

在做自闭症咨询时，我们不仅要提升自闭症儿童的自尊，让
他们感觉自己是有价值的，而且要让他们觉得自己是被接纳的。
能看到自闭症儿童好的一面不容易，有时候我们需要给他的坏行
为赋予积极的意义。

强调问题本身并不是问题，应对方式才是问题

强调问题本身并不是问题，应对方式才是问题，这是萨提亚
提出的看待问题的方式。或许很少有人真的注意到这种情况，但

是很多的问题不是问题本身。就像有的人在考试前失眠，这本是一件很正常的事情，其实过了那个特定的时间就没事了，可是有些人却对这件事极为重视，担心以后也睡不着怎么办，睡眠的时候担心睡不着，越担心越睡不着，越睡不着就越担心，想尽办法让自己入睡。其实也许失眠不是问题，担心失眠才是问题。

其实，看看自闭症的孩子，他们会有各种各样的问题：睡眠不好、半夜起来玩、尿床、不会说话或者说话不合时宜、生活不能自理、来回乱跑而静坐不能、自伤行为等。每一个问题都足以逼疯父母，父母试图用各种方式纠正每一个问题，一天下来疲于奔命，结果是一个问题没有解决可能又多了其他问题。有多少人能够停下来先接受目前的问题，仅仅是接受，而不是干预？我们需要反思的是为什么去干预，我们采取的应对到底是为了谁，父母的应对是不是为了自己。虽然父母可以说干预是为了让大家接受这个孩子，可是这样做的时候是否有让孩子去取悦他人的嫌疑？其实父母可能更在意的是别人的看法，而忽略了孩子的感受。

或许孩子出了一些问题，这些问题本身对家庭关系的影响并不大，但是父母在解决这些问题的过程中表现出不接纳孩子，成为损害家庭关系的重要因素。所以孩子能否康复，需要父母用心去理解孩子问题背后的原因，需要在保护孩子自尊的情况下给予孩子适度的帮助。

提出不同的家庭角色模型

萨提亚提出，家庭中每个人都有不同的角色。比如，家里的某位女性可能承担了妻子的角色、女儿的角色、儿媳妇的角色、妈妈的角色、员工的角色。对于男性来说也有不同的角色，比如丈夫的角色、儿子的角色、女婿的角色、员工的角色。在家庭中，每个人都有一个主角色。如果女性以儿媳妇的角色为主，那么她会把主要精力放在让公婆满意上，而忽略了自己的其他角色。如果一个家庭对男性的角色要求是以工作角色为主，那么这位男性就很可能会忽视家庭中其他需要他承担的角色。也有一些角色会出现混乱，比如有些家长是小学或者中学老师，他们可能会把对待学生的方式迁移到家庭中，让自己的孩子觉得他们不是父母而是老师。在影片《音乐之声》中，孩子们的父亲是一个退伍的海军军官，他以军事化的方式管理家庭，把自己在军队中的角色带入了家庭，于是引发了各种搞笑的事情。

在自闭症的治疗过程中比较容易出现的是父母和训练师的角色冲突。很多父母会在家里对孩子进行行为训练，表现得可能跟康复中心的训练师差不多。那么，孩子就会觉得父母是训练师，很难感受到父母的爱、温暖、接纳（Zhou & Yi，2014）。因为指导孩子训练是有对错、有指标、按流程的，这个过程会让孩子觉得受制于他人，必须做对才能被接纳，这跟父母应有的对孩子的无条件积极关注是矛盾的。所以，父母需要小心地平衡这些角色之间的关系。

将家庭雕塑用于家庭治疗

萨提亚后期把雕塑技术引入家庭治疗中。具体方法是：让家庭成员通过不同的身体姿势来呈现自己的应对方式；根据家庭中权力地位的差异，找到自己在家庭中的位置；通过人与人之间的水平距离来表示家庭成员间的亲密关系。当所有家庭成员都找到自己的位置和姿势时，他们做出的造型就是家庭雕塑（Simon，1972）。这个技术可以很直观地反映出家庭的基本模式。采用这种技术达到的效果有时是非常震撼人心的，能够让家庭成员把握住家庭中非常重要又可能无法言说的彼此之间的关系。比如，在一个家庭中，爸爸直接站在桌子上面，家庭中的其他人都趴在地上。我们从这个家庭雕塑中可以看出，父亲在家庭中拥有绝对的权威，家庭等级是很僵化的，其他人完全被父亲控制，没有决策权。在另一个案例中，妈妈和儿子黏在一起，爸爸跑到了屋子外面，离母子很远。这显示了家庭中人际关系的亲密程度：母子过于亲密，父亲和这个家庭过于疏离。这种家庭雕塑是非常有特色的，我们可以从中很直观地看出潜在的问题。

萨提亚提出的家庭生活的四个方面

萨提亚提出了家庭生活的四个方面，这也是我们在采用萨提亚模式评估家庭状态时的重点：

（1）一个人对他自己的感觉和想法，即自我价值感；

（2）家庭成员之间传递信息的方式，即沟通；

（3）家庭成员使用的感受和行动的规则；

（4）这些规则最终发展成为家庭系统。

第一，关于自我价值感，也就是自尊，我们在前面已经提到很多。如果让一群人对自己的价值感做出评价，那么他们的评分肯定不会全都相同。在通常情况下，一个抑郁的人可能给自己打分非常低，自我价值感低。在心理咨询中，提高来访者的自我价值感，让来访者能够知觉到自己的优势是非常重要的。比如，在自闭症咨询中，很多家长的抑郁程度都很高，在和自闭症孩子相处中体验到的多是挫败感，他们常常感到自己做父母是失败的。做咨询的时候，如果我们能够教会父母如何解读自闭症儿童的行为，学会和自闭症儿童相处，那么父母就会体验到作为父母的成就感。当然，如果在特定情况下，自闭症儿童没有明显的提升，我们还是要帮助父母建立不依赖于他们养育孩子而形成的自尊，让其看到自身其他方面的优势，这种自我价值感的提升对于父母的心理健康是有保护作用的。

第二，我们来谈谈家庭成员之间传递信息的方式。中国传统文化强调孝道。在和老年人交谈时，我们会注意很多限制年轻人的谈话禁忌，恭敬有礼，守规矩。但是在和儿童交往时，我们一般不会有明确的限制。有的家长跟孩子说话比较"随心所欲"，也许觉得孩子小、听不懂，即便有时候说错了，可能小孩子也记不住，或者觉得自己是父母，可以随意评价孩子，孩子不能和家长计较。但是，这些早年养育中的不良亲子沟通模式会给孩子成长带来创伤，导致孩子对自身的贬损。比如，家长经常会说"这个孩子怎么这么笨"，有的孩子真的会因此认为自己很笨。我有个朋友，早年间嫁给了一个台湾人，在大陆实行独生子女政策的年代，她就生了两个孩子，老大是女儿，老二是儿子。因为老大看起来比老二在很多方面都发展得更好，做事情做得也到位，她就经常和儿子说："你看姐姐多聪明，什么都会做，你什么都不会，你真是笨啊！"其实老大看起来能干也不一定是因为她聪明，而是因为大一点儿的孩子在各方面的能力一般会比小孩子好一些。老二五六岁的时候，妈妈有一次让他做一件事情，他拒绝了妈妈，说："我不会做，因为我很笨。"当时妈妈愣住了，她才知道自己随意说的一句话居然可以造成如此负面的影响。她的儿子已经下意识地内化了父母的价值观，把那个观点变成了自己的一部分，他觉得很多事情他都做不好，拒绝参与，放弃努力。因此我们强调沟通的重要性，我们要认真反思，到底要通过沟通传递什么？尤其在自闭症治疗中，自闭症儿童有很多症状表现，一般人认为的优点并不多，那我们如何沟通才是表达接纳、宽容与理解呢？这些我们在后面章节会进行具体的介绍。

第三，家庭成员间有着如何去感受和行动的规则。每个家庭都有一套规则。比如，关于小孩是不是可以随地大小便这件事，大家共同遵守的社会规范是不可以。不同家庭在执行这个规则方面则有所不同。有的家庭执行这个规则时会非常严格。有的家庭可能执行起来比较灵活，尽量满足社会规范的要求，但是外出会带个报纸、塑料袋以备不时之需，如果孩子实在等不及了可以应急。虽然我们会有很多规则，但还是会遇到不可控因素。出问题及时解决就好，下次吸取教训，过度严苛地遵守规则，没有灵活性，会让人失去对生活的控制感。

第四，所有的家庭规则最终都会发展成为家庭系统的一部分。如果一个家庭的规则太僵化，那么这个家庭会在刻板的模式下运作，失去灵活性。例如，曾有一个自闭幼儿的妈妈，严格按照书里的方法养育孩子，孩子每天吃什么必须是固定的，任何变化都会导致这个妈妈的焦虑。还有一位妈妈，她严格执行的规则是：她儿子每天的玩具必须收到相应的盒子和袋子里，类似的规则还有很多。她抱怨每天做这样的事情非常累，家庭里的其他人估计都受她影响，心情不太好。后来我建议她买个大的整理箱，晚上把玩具都收到大整理箱里就好。改规则的时候，她心里不舒服了很久，后来习惯了，确实觉得自己不那么累了，整个家庭系统也被带动变好。

另一方面，如果一个家庭完全没有规则也是有问题的。社会是有各种规则的。如果不给孩子制定任何规则，孩子在家庭以外就难以生存。比如大家都排队，就你不排队，其他人可能就会觉得你有问题。别人都不排队，就你一个人排队，别人可能看你也有问题。每个家庭都在不断摸索，形成自己的规则。有规则，且容易摸索出规则，容易让人有安全感和控制感。我以前见过一个孩子，他特别没有安全感。后来我发现他家完全没有规则，他不知道什么情况下爸爸就会打他。比如这次考95分以下爸爸没有打他，但下次可能就打了。这个孩子在这家庭中摸索不出规律，所以总是处在异常的恐惧中。

萨提亚通过评估自我价值观、沟通方式、家庭规则和家庭系统这四个方面，进一步提出了问题家庭和正常家庭之间的区别。

问题家庭的特点

自我价值感低

在问题家庭中，所有家庭成员的一言一行都在传递低自我价值感。有一次，一个家庭去咨询，咨询师要求每个家庭成员画一张图。其中一个家长画完后给咨询师看她的画，问："我是不是所有画画的人里面画的最差的？"咨询师感觉她说的话传递出抑郁倾向。后来这位妈妈告诉咨询师，她的孩子有严重的抑郁症。这个妈妈的语言风格传递出来的信息就透露着低自我价值感，她在无形中会向孩子传递这种低自我价值感。从社会遗传角度来看，她的儿子可能接收了妈妈的价值观，这成了他抑郁的一部分原因。

沟通

有问题家庭的沟通是间接的。有些家庭中夫妻关系不好，彼此不怎么说话。他们都把孩子当成媒介来传话，比如爸爸想找妈妈要个东西，他会让孩子和妈妈说"爸爸想要什么东西"，而彼此之间不直接对话。比较好的沟通就是当事人双方能彼此交流，无须卷入第三者。

问题家庭的沟通是不明确的。在一个访谈中，被访的妈妈一直期待别人"对她好"，但是别人对她不好时，她也没有什么太大的反应。其实其他人根本读不出来她到底想要什么。因为家庭成员彼此给的信息是不明确的，就容易陷入猜心游戏中，当对方没有猜到自己的需要时，还会抱怨对方"对自己不好"。实际上，如果你想要什么，最好直接要求，这样更可能达到目标。在这种模糊的表达背后，可能是家庭成员以前有被拒绝的痛苦经验，或者是担心被拒绝，所以他们才发展出这种模糊表达的策略。在另一类家庭中，因为有成员感觉到不安全，所以他会采取含糊其词或者"绕弯子"的策略来表达需求。有个自闭症的孩子每次干完坏事就说"爸爸打"。其实他是想说"爸爸可别打我"，这是他的需求，但他根据以往的经历，他预测到更可能发生的情况是"爸爸要打我"。

此外，沟通中缺乏诚实也是问题家庭的特征。比如，大家都熟悉"狼来了"的故事。这个故事中的孩子为什么要撒谎？他其实是在用谎言来呼唤爱和关注。而家庭用表面僵化的规则强势要求孩子不能说谎，最终用死亡惩罚了孩子。在有的家庭中，由于个体害怕被拒绝或被严厉惩罚，所以不会随意表达内心的想法，在沟通中充满了谎言。有时候这只是为了维持一种伪和谐。更进一步来说，他们禁止自己表达不满。

除此之外，很多自我价值感低的人，会让与其相处的人感觉他们是"玻璃心"，脆弱到不能随便碰触，似乎一碰就要碎了。在这种情况下，低自我价值感的人也会在某种程度上操纵他人的语言模式，这也是一种非常强的弱势控制。

规则

在问题家庭中，家长给孩子定的规则要么太严苛，要么完全不给孩子定规则。

在一般情况下，问题家庭中的大部分规则都是非常严格的，是非人性化、不尊重人的，是不可谈判的。比如，我听到有的家长说，她给孩子每天半个小时时间玩电脑，到点必须关机，不然她就会去拔电源。她不会给孩子哪怕多两分钟的时间，目的是要让孩子学会尊重规则，以防孩子以后走向社会出问题。从家庭治疗的角度来看，这个家长制定的规则是僵化、没有任何灵活性的。我们认为，"再给几分钟""多玩几轮"这种等待的游戏可以让孩子在心理上更好地做好结束的准备。

另一种情况是家庭中是完全没有规则的。有些父母会很强调自由，觉得限制孩子的自由是违背教育原则的，有些父母自己小时候是被溺爱的，还有些父母觉得自己有权有钱，孩子无论做了什么，没有什么是他们"摆不平"的。然而，儿童在社会化的过程中遵守基本的人际规则，更容易被社会接纳。父母在养育中给孩子建立适度规则，也是对孩子的一种保护。有些家长不会限制自己孩子的攻击性，结果孩子长大了，做出了伤天害理的事情，最后进了监狱。也有孩子因为霸凌其他孩子，而被反击打死的安案例。

家庭系统

问题家庭的家庭系统内的所有人都会受到影响。曾经有一个被家暴、有偷窃癖的青春期女孩来找我咨询，她家的家庭规则非常严格，她妈妈说他们家是书香门第，后来她才知道在妈妈心中，"书香门第"意味着严格要求自己，不能犯错误，只要犯错误就要挨打，而且是父母都打。女孩说，她妈妈打她打得频繁，她爸爸打得狠。她爸爸的追加解释是，她妈妈都打得那么频繁了，如果他打孩子在强度上不增加，孩子不会有感觉的。所以，这个孩子经常离家出走。小姑娘对离家出走的危险没有任何认识，根本不害怕被拐卖、被杀害之类的。她说她在外面从来没遇到危险，觉得在家才是危险的。而且，她家里从来不给她零花钱，担心她因此学坏，结果她还真就学坏给父母看，在学校里偷同学的钱，最后被抓，这也是她来诊的主要原因。把这个小女孩的问题放在家庭系统当中来看，我们可以发现，过于严格僵化的家庭规则对其问题的形成有重要的影响。

好的家庭特点

自我价值感高

好的家庭中个体的自我价值感很高，家庭中的每个个体都会觉得自己很好。我在读博士期间曾经做过调查，那些高自尊、自我价值感好的青少年可以描述出很多自己的优点，而且能够描述得很详细，让人感觉他们真心觉得"我自己很好"。相反，自我价值感很低的受访青少年在被问到自己有什么优点时，他们会说自己没有什么优点，而且很肯定。在问及父母是否表扬他们时，他们的回答是"不表扬"。在问及父母为什么不表扬时，有个青少年说："这就是公理，公理是不需要被证明的。"还有的青少年说："缺点改过来了就是优点。"来自家庭的爱、接纳和赞许对于高自尊的形成有重要作用。有个家长认为，她之所以自我价值感高，是因为她记得小时候爸爸站在她学校的操场看她玩，爸爸当时的神情让她觉得爸爸超级喜欢她。爱、接纳、赞许看起来并不仅仅是通过语言来表达的，有时候非语言的表达传递的力量也不可低估。

沟通

好的家庭沟通具有以下特点：直接、清楚、明确、真诚。家庭成员间想要什么就可以直接表达出来。在一个访谈中，有个成年女性描述她的家庭沟通良好。她想要什么就会直接表达。比如儿时在农村，她父母不带她下地干活，她就一直追着他们一定要跟去，基本上都可以如愿。当初她有念体校的机会，那时也算是"跳出农门"的捷径，但是她不想念体校，就直接向父母表达拒绝——"我就是不要念体校"。因为她明确了自己的需求，最终按照自己的意愿上了大学，到深圳工作。在访谈中我们能看出这个受访者的沟通能力，不仅表现在家庭中，还泛化到生活各个方面，这对她的发展非常有帮助。

规则

好的家庭规则有以下特点：比较有弹性、比较灵活、比较人性化，会根据情境发生改变，与整个社会的联系是开放的。这里有两个例子是关于咨询师如何帮助家庭灵活运用规则的。我参与过两个家庭的谈判，主题是关于孩子看电视的时间。原先，这两个家庭的父母都不允许孩子看电视，或者对看电视的时间有非常严格的要求，表现出一些僵化的特点。我希望他们的规则可以更有弹性一些。其中一个家庭的父母同意，孩子可以做完作业前看一个小时电视，不必在做完作业之后。这是对孩子需求的一种妥协，但同时，我们还可以对孩子提出一个小要求，增加一个试验期：试验两周看看效果如何，如果情况没有变坏就可以执行这项新规则。另一个家庭的谈判结果是，孩子可以每天看一个小时的电视，但是如果当天有美国职业篮球联赛等重大比赛的话，孩子可以看完，那天不限制在一小时之内，但是多出的时间需要从之前或者之后的每天一小时中扣除，当然父母也稍微暗示了一下，偶尔也可放他儿子一马，不需要用前后的时间补，权当给孩子的一个礼物。

家庭系统

好的家庭系统建立在个人高自尊、沟通顺畅、规则清晰、有弹性上，这样的家庭给人的感觉是温暖舒适的。在一个大学女生的访谈中，她说她和妈妈几乎无话不谈，母女之间很亲密，她的同学很羡慕她的家庭，同学到她家里就觉得她家的气氛特别舒服，那种温暖的感觉大概是很多人都希望拥有的。

这里特别提一下关于自闭症儿童需要遵守的规则。因为自闭症儿童有各种行为问题，父母特别希望能让孩子遵守所有的社会规则，觉得这样才能被社会所接受。但是，因为自闭症儿童的能力所限，不可能达到这些要求，父母和孩子在建立规则方面就会存在很多不可避免的冲突。作为父母，必须学会选择什么规则是重要的、必须遵守的。最重要的规则就是不能伤害自己、伤害他人，这对于普通儿童的家长也适用。尤其对孩子暴力攻击他人的情况，我们一定要及时处理，如果孩子对他人没有威胁，有些这样或那样的小缺点，不会影响到他人的安全，那么他们还是容易被社会接受的。

有些小的规则，在不妨碍他人的情况下是可以变通的。比如学校留的作业，做不完的话，家长就和学校老师商量一下，可不可以做妥协：不做作业，做少量作业，只做某一科的作业或者不做某一科的作业，这些都可以。如果是幼儿园的自闭症孩子坐不住、到处乱跑，家长可以和老师谈谈，可不可以让孩子跑跑，也不太影响他人，本来幼儿园也没有太大的学业压力，一般其他家长也不会反感。如果孩子在上小学，在班级里到处乱跑就会影响到他人，那么家长可以找陪读，在孩子坐不住的情况下带他出去玩一会儿、放松一下，也可以在不带陪读的情况下，和老师商量让孩子带平板电脑，在课堂上玩玩，不离开座位不影响其他人上课就可以了。自闭症儿童在没有康复之前需要非常宽松的环境，他要先能感觉到他周围的环境是安全的，才可能融入这个环境中。

综上所述，本章介绍了人本主义家庭治疗流派的代表人物萨提亚的主要理论观点，并结合我们在自闭症干预领域的经验，介绍了我们对相关观点的理解和运用。总的来说，我们的干预以人本主义价值取向为大原则，强调激发父母的改变动机，强调从积极的角度去重新看待自闭症孩子的行为表现，并将改善父母和孩子的沟通质量作为建立良好亲子关系的重要手段，从而推进自闭症孩子发展社交能力。

参考文献

Argyle, M. (1972). Non-verbal communication in human social interaction. In *Non-verbal communication*. Oxford, England: Cambridge University Press.

Bateson, G., Jackson, D. D., Haley, J., & Weakland, J. (1956). Toward a theory of schizophrenia. *Systems Research and Behavioral Science,* 1(4), 251-264.

Bean, R. A., Bush, K. R., McKenry, P. C., & Wilson, S. M. (2003). The Impact of Parental Support, Behavioral Control, and Psychological Control on the Academic Achievement and Self-Esteem of African American and European American Adolescents. *Journal of Adolescent Research*, 18(5), 523-541. doi:10.1177/0743558403255070.

Bowen, M. (1971). Family therapy and family group therapy. *Comprehensive Group Psychotherapy*, 384-421.

Cook, L. (2007). CE FEATURE: Perceived Conflict, Sibling Position, Cut-Off, and Multigenerational Transmission in the Family of Origin of Chemically Dependent Persons: An Application of Bowen Family Systems Theory. *Journal of Addictions Nursing*, 18(3), 131-140. doi:10.1080/10884600701500495.

Cotton, N. S. (1979). The familial incidence of alcoholism: a review. *Journal of Studies on Alcohol*, 40(1), 89-116.

Crossno, M. A. (2011). *Marriage and Family Therapy: A Practice-oriented Approach*. New York: Springer Publishing Company.

DeHart, T., Pelham, B. W., & Tennen, H. (2006). What lies beneath: Parenting style and implicit self-esteem. *Journal of Experimental Social Psychology*, 42(1), 1-17. doi:https://doi.org/10.1016/j.jesp.2004.12.005.

DiMatteo, M. R., Taranta, A., Friedman, H. S., & Prince, L. M. (1980). Predicting Patient Satisfaction from Physicians' Nonverbal Communication Skills. *Medical Care*, 18(4), 376-387.

Frank, G., Plunkett, S. W., & Otten, M. P. (2010). Perceived Parenting, Self-

Esteem, and General Self—Efficacy of Iranian American Adolescents. *Journal of Child and Family Studies*, 19(6), 738—746. doi:10.1007/s10826—010—9363—x.

Herz, L., & Gullone, E. (1999). The Relationship between Self—Esteem and Parenting Style:A Cross—Cultural Comparison of Australian and Vietnamese Australian Adolescents. *Journal of Cross-Cultural Psychology*, 30(6), 742—761. doi:10.1177/002 2022199030006005.

Johnson, H. C. (1987). Biologically based deficit in the identified patient: Indications for psychoeducational strategies. *Journal of Marital and Family Therapy,* 13(4), 337—348.

Kameguchi, K. (2004). *Manual of family image test.* Tokyo: System Pabrika.

Kernis, M. H. (1993). *Self-Esteem: The Puzzle of Low Self-Regard.* Boston, MA: Springer US.

Kerr, M. E., & Bowen, M. (1988). Family evaluation: An approach based on Bowen theory.

Kog, E., & Vandereycken, W. (1989). Family interaction in eating disorder patients and normal controls. *International Journal of Eating Disorders*, 8(1), 11—23.

Lidz, T. (1973). *The origin and treatment of schizophrenic disorders.* New York: Basic Books.

Lidz, T., Cornelison, A. R., Fleck, S., & Terry, D. (1957). The Intrafamilial Environment of Schizophrenic Patients: II. Marital Schism and Marital Skew. *American Journal of Psychiatry,* 114(3), 241—248. doi:10.1176/ajp.114.3.241.

Lidz, T., Parker, B., & Cornelison, A. (1956). The role of the father in the family environment of the schizophrenic patient. *American Journal of Psychiatry,* 113(2), 126—132.

Markus, H. R., & Kitayama, S. (1991). Culture and the self: Implications for cognition, emotion, and motivation. *Psychological Review,* 98(2), 224—253.

McGoldrick, M., Gerson, R., & Shellenberger, S. (1999). *Genograms: As sessment and Intervention* (2 ed.). New York: W. W. Norton & Company.

Mehrabian, A., & Ferris, S. R. (1967). Inference of attitudes from nonverbal communication in two channels. *Journal of Consulting Psychology*, 31(3), 248–252. doi:10.1037/h0024648.

Milevsky, A., Schlechter, M., Netter, S., & Keehn, D. (2007). Maternal and Paternal Parenting Styles in Adolescents: Associations with Self–Esteem, Depression and Life–Satisfaction. *Journal of Child and Family Studies*, 16(1), 39–47. doi:10.1007/s10826–006–9066–5.

Minuchin, S. (1974). *Families and Family Therapy*. Cambridge, Mass.: Harvard University Press.

Minuchin, S., Rosman, B. L., & Baker, L. (1978). *Psychosomatic Families: Anorexia Nervosa in Context*. Cambridge, Mass.: Harvard University Press.

Nakatsubo, T., Araya, Y., Sakaguchi, K., Shiomi, A., & Kameguchi, K. (2006). Development of a qualitative research method using family image technique (FIT). *Journal of the Tokyo University graduate school pedagogy graduate course*, 46, 227–238.

Nichols, M. P., Schwartz, R. C., & Minuchin, S. (1984). *Family Therapy: Concepts and Methods*. New York: Gardner Press.

Paradise, A. W., & Kernis, M. H. (2002). Self–esteem and Psychological Well–being: Implications of Fragile Self–esteem. *Journal of Social and Clinical Psychology*, 21(4), 345–361. doi:10.1521/jscp.21.4.345.22598.

Rosenberg, M. (1979). *Conceiving the self* (1 ed.). New York: Basic Books.

Simon, R. M. (1972). Sculpting the Family. *Family Process*, 11(1), 49–57. doi:10.1111/j.1545–5300.1972.00049.x.

Steinglass, P., & Robertson, A. (1983). The Alcoholic Family. In B. Kissin & H. Begleiter (Eds.), *The Biology of Alcoholism: Volume 6: The Pathogenesis of Alcoholism Psychosocial Factors* (pp. 243–307). Boston, MA: Springer US.

Thomas, A. C., Allen, F. L., Phillips, J., & Karantzas, G. (2011). Gaming machine addiction: The role of avoidance, accessibility and social support. *Psychology of*

Addictive Behaviors, 25(4), 738−744. doi:10.1037/a0024865.

Toman, W. (1993). *Family constellation: Its effects on personality and social behavior*. New York: Springer Publishing Company.

Trzesniewski, K. H., Donnellan, M. B., Moffitt, T. E., Robins, R. W., Poulton, R., & Caspi, A. (2006). Low self−esteem during adolescence predicts poor health, criminal behavior, and limited economic prospects during adulthood. *Developmental Psychology*, 42(2), 381−390. doi:10.1037/0012−1649.42.2.381.

Wynne, L. (1961). The study of intrafamilial alignments and splits in exploratory family therapy. *Exploring the Base for Family Therapy*. 95−115.

Wynne, L. C., Ryckoff, I. M., Day, J., & Hirsch, S. I. (1958). Pseudo−Mutuality in the Family Relations of Schizophrenics. *Psychiatry,* 21(2), 205−220. doi:10.1080/0 0332747.1958.11023128.

Zhou, T., Onojima, M., Kameguchi, K., & Yi, C. (2017). Family structures and women's status in rural areas of Xining, China: A family image study in the villages of Qinghai province. *Asian Journal of Women's Studies,* 23(1), 89−109. doi:10.1080/122 59276.2017.1279887.

Zhou, T., & Yi, C. (2014). Parenting Styles and Parents' Perspectives on How Their Own Emotions Affect the Functioning of Children with Autism Spectrum Disorders. *Family Process*, 53(1), 67−79.

Zhou, T., Onojima, M., Kameguchi, K., & Yi, C. (2017). Family structures and women's status in rural areas of Xining, China: A family image study in the villages of Qinghai province. *Asian Journal of Women's Studies*, 23(1), 89−109. doi:10.1080/122 59276.2017.1279887.

易春丽.（2004）. 青少年学习障碍的家庭治疗: 个案报告. 中国临床康复，8（33），7373−7375.

易春丽.（2007）. 中学生青春期的家庭心理治疗. 中国青年政治学院学报，26（6），6−10.

易春丽，钱铭怡，章晓云.（2004）. Bowen 系统家庭的理论及治疗要点简介. 中国心理卫生杂志，18（1），53-55.

　　维吉尼亚·萨提亚，约翰·贝曼，简·格伯，玛利亚·葛莫莉.（2007）.萨提亚家庭治疗模式. 北京：世界图书出版公司.

第三章
优先处理父母的情绪问题

第一节 自闭症儿童父母的创伤

我最早接触的特殊儿童是一个小脑缺失的孩子。那个孩子当时2岁，小脑只有皮层，其他结构都是囊水填充的。因为他没有协调能力，2岁了还不会爬。我们当时进行的是一个非正式的咨询，我最开始的思路是指向孩子的。我和家长说，让孩子优先练习站立这个姿势，练习时应该有人扶着孩子。要保证他不会摔倒，尽可能不让他有这种创伤性的体验。后来我碰到两个做家庭治疗的外国专家，就和他们讨论这个案例。我问外国专家："对于这类小孩你们会怎么帮助他？"专家问了我一个问题："你觉得父母的心态如何？"我心想，我只管训练孩子，让他能走就好了，没想过要考虑父母的心态。有一个专家原先是特教出身，他说："父母的心态决定了这个小孩到底可以走多远。"

这个专家的关注点体现了家庭治疗的思路：我们要从整个家庭系统的角度来看，什么样的环境对于孩子的康复是有帮助的。自闭症不是孩子一个人的问题，整个家庭都会受到孩子患病的冲击。对于作为照顾者的父母来说，有一个被诊断为自闭症的孩子意味着巨大的打击和沉重的抚养压力。有研究者提出，对于父母来说，孩子被诊断为自闭症是一个创伤性事件。这些家长会出现创伤后压力反应，并可能发展出焦虑症、抑郁症等心理障碍（Casey et al., 2012）。有大量研究支持这一论断。自闭症儿童父母的压力和抑郁水平均高于正常发展儿童的父母，甚至还要高于其他类型的非正常发展儿童父母（Ingersoll & Hambrick, 2011; Rao & Beidel, 2009; Weiss, 2002）。

当发现孩子出问题的时候，所有人的关注点几乎都在孩子身上，大家都在出主意——到底怎样孩子才会好。没有人真的理解父母到底经历了什么心理创伤。父母自己常常也不会关注自己的创伤，而是把目光更多地放在孩子的问题上，他们会想尽各种办法解决问题。我咨询的很多自闭症儿童的家长就像一部无法停止的机器，不停地运作。很多人会通过麻痹自己，回避很多问题。他们觉得把自己累糊涂了，晚上就不会胡思乱想，可以好好睡觉了。没有人真正重视这些家长自己的心理创伤，并为他们提供支持和帮助。在这种情况下，父母会寄希望于孩子的状态好起来，从而平复自己的创伤。但在现实中，父母会因为这种期待更加受挫，因为自闭症孩子很难达到家长的要求。更坏的是，当父母询问训练师"我的孩子为什么还没好"时，父母有时候得到的回答会是："你的训练量肯定没够一天8小时，你今天的训练一定是有问题的。"这时候，家长成了要为症状负责的人，是要受到指责的。这对父母来说，可能是另一个打击。

与现在主流的干预方式不同，家庭治疗会把父母的心理健康放在很重要的位置上。虽然的确是孩子的状态影响了父母的心理健康，但作为孩子的依恋对象，父母心理健康与否又会反过来影响孩子的心态和其康复水平。只有父母更健康的时候，孩子才会更健康。我们先来看一下在孩子的整个患病过程中父母可能经历的心理历程。

父母的心理历程

当父母认识到孩子有任何类型的障碍时，他们会经历四个阶段的变化，理解这一点对于父母以及他们的帮助者都是非常重要的。第一个阶段是否认，父母不相信这个诊断是真的，父母要努力摆脱这件事情；第二个阶段是内疚；第三个阶段叫"殉难"，父母会不惜牺牲自己的一切，干预或者过度投入相关事情；最后是客观的阶段（Irwin & Marge，1972）。有人认为，这几个阶段是顺序发生的，是所有父母都会经历的，不受社会阶层或者智力水平的影响。前三个阶段其实都是无效的过程，只有进入最后一个阶段，父母才能真正建设性地解决问题，才会真正喜爱他们的孩子。我在咨询的时候发现，有的家长看起来已经进入了最后一个阶段，但当家庭发生重大事件，比如离婚、保姆要辞职等问题时，父母的状态很可能会退回到之前的阶段，又变得不那么客观了，比如他们又会开始抱怨"为什么我的孩子会是这样""他还能不能好了"。

一般来说，父母都会经历这四个阶段。没有一个阶段可以被弱化，也没有一个父母因为被告知、被羞辱或者被咨询，就可以跳过一个阶段进入另一个阶段。当父母挣扎在每个阶段中时，有个支持性的人在旁边陪伴，能适时地给予共情式的反应，即能够站在父母的角度理解和接受他们的反应，会很有帮助。有些自闭症儿童的父母可能体验过团体治疗。在团体治疗中，你会发现每个家长处在不同的时期。有人说："我要想办法让孩子变成完全正常的孩子。"有的父母说："时间长了就会接受这件事情。"有的父母说："凭什么我的孩子是这样的。"每个人都在说不同阶段的语言。家长们在这样的交流中，可以反思自己的情感，也可以互相支持和鼓励，从而促进心理适应的进程。但是，走到后一个阶段的人不必试图教育前一个阶段的人"你不能这么想"。我们要接纳那些处在早期阶段的父母可能产生的想法。如果我们不允许这些人有这种情感反应的话，那么就会有损这个人的心理健康。接下来我们仔细探讨一下每个阶段的情感反应。

否认阶段

第一个阶段是否认。在孩子出现障碍时，父母产生的第一个反应就是否认。做父母会产生一种利己的经验。无论怀孕是计划内还是计划外，是满怀期待还是心怀憎恨，父母都会期待孩子能表现出那些他们期待的特点，而没有那些不被期待的特点。父母是按照正常孩子的标准养育自己的孩子的，没有人会想"我的孩子是有问题的"。一旦这个孩子出现问题，父母受到的打击是非常大的。养孩子不像投资，投错了忍痛出局。养孩子是一辈子的责任，父母要负责到底。很多家庭可能只有一个孩子，也许会再要一个。很多自闭症孩子的父母在最初得到诊断的时候，都不愿意相信事情是真的。在我们的访谈中，家长们会有类似这样的表述："当时很难接受，以前多么可爱的一个孩子啊，现在怎么就有问题了""我们不了解自闭症，后来（医生）说是（自闭症），我们回去就上网搜……我们的孩子虽然不怎么说话，但是感觉不是自闭症"。很多父母在这个阶段会四处求医，以确认诊断是否正确。家长也会非常关注孩子的行为表现跟自闭症症状的匹配程度，有个家长说"心态上起起伏伏，（孩子表现）好一点，就觉得贴错标签，稍差一点儿又觉得是特殊孩子"。一些家长会在这个确认过程中慢慢接受和适应，也有一些人会停留在否认期很长时间。在同一个家庭中，父亲和母亲的适应速度大多也是不同的，也会出现一些冲突。下面是一小段访谈摘录，家长谈到了在孩子最初确诊后，整个家庭的反应。

> **访谈者**：这个（确诊）时候您跟您丈夫两个人的心态是怎么样的呢？
>
> **受访者**：心态……他就觉得没事，我就觉得是人生当中最大的打击。还有就是（老人会觉得）觉得（你）神经过敏，你有毛病啊……就是得不到理解。就是心里特别堵。
>
> **访谈者**：那您身边其他人，比如小朋友的爷爷奶奶或者其他亲戚，会做出什么样的反应呢？
>
> **受访者**：他们的反应是你在瞎说。（他们）觉得什么毛病也没有，是你们这些人读书读多了，神经过敏了。也有人觉得不太妙，但是也不愿意去面对。

在这段访谈中，妈妈能够意识到孩子的问题，但是其他家庭成员都在否认。一般来说，跟孩子接触越多的人对孩子的状况越可能有清晰的了解。如果家里其他人都否认的话，那个真正着急的人会更加崩溃。

处在否认阶段的父母不仅表现在不接受诊断结果，还表现在不接受孩子的任何功能损害。他们会努力找"万灵药"。如果哪个专家说家长怎样做孩子就会变成正常的孩子，家长就会努力做到专家说的样子。曾经有聋儿家长讲述他的孩子在一两岁的时候因为打针出现医源性耳聋。这个家长从发现孩子耳聋的时候就不断求医，希望完全治好孩子的耳聋。到最后孩子上小学的时候，这个家长已经变卖了家里的房子，倾家荡产，仍然不死心，要医治好孩子。这个家长没法接受孩子耳聋这个事实，他对孩子的耳聋状态是不接纳的，一直停在否认阶段，没有过渡到后面的阶段。第一个阶段确实是最耗费金钱的，因为父母们的目标很高，会全国各地跑，只要有一点儿希望，就会想尝试。

父母否认的态度，对孩子来说有可能是有害的。比如，在上面这个例子中，家长在四处求医的过程中所做的真的是求医本身吗？家长不能接纳孩子目前的状况，他们想的是如果求医彻底治好了，自己就不用面对耳聋这件事情了。家长在抱有这种期待的时候，传递给孩子的可能更多是情感上的拒绝。家长四处奔走的时候会很累，他们把目光投向外界寻求帮助，可能根本照顾不到孩子的情感需求。

内疚阶段

第二个心理阶段是内疚。这个阶段里，父母会不停地审视"我到底做错了什么"。很多父母会回忆从怀孕、生产到养育，到底哪个环节出了差错。海伦·凯勒在长到19个月的时候，因为一次发高烧而听力丧失和视力受损。她的父母在回忆的时候也会说："如果我早点带她去看病，可能就不会有这些问题。为什么那时候我不知道。"有的母亲会说："我当时怀孕的时候状态不好。"有的母亲则表示："我现在特别后悔的是，他小的时候我没有带他睡。因为他从小身体就不好，晚上都睡不好觉。如果我跟他一起睡，第二天就没法上班了，所以就一直是保姆带他睡。"还有家长说："我们每一次带孩子去打预防针以后，就感觉孩子特别呆，有可能是中毒，预防针里面那个铅汞过量了，因为他先天性还是很好的。"很多父母会有要找出来到底"我出了什么错"的需求，这其实是一个找回控制感的过程：如果我知道自己出了什么错，似乎我就能弥补这些东西。

一般来说，女性在养育上的投入比较多，所以看起来孩子患病对母亲的折磨比父亲更甚。但是，父亲也不能完全对内疚感免疫。父亲可能采取的策略是逃避。他们出去工作，就不用面对这件事情了。很多父亲会安慰自己说，等孩子长大自然就会好了。这里有很强的自我欺骗意味。很多家庭冲突也和父亲的回避有关。从咨询师的角度看，我们会认为，回避的父亲背后其实也是很受伤的，他只是选择了不同的方式去面对。因为社会性别角色的特征，他逃避的机会可能更多一些。

在这个时期，每个父母都被"自己是差劲的"和"自己曾经伤害过孩子"这种感觉折磨着，父母势必会采取某些行动去甩掉内疚的感觉，这就需要警惕父母在寻找过错过程中的归罪现象。有的父母可能会说："我做了什么伤害了我的孩子？我为他选择了一个错误的父母！"而实际上，如果父母不停止相互责备和归罪，就会不可避免地导致家庭关系破裂，甚至离婚和分居。在这种状况下，家庭很难成为一个充满爱的环境，而爱是孩子首要的和最基本的心理需求。

"殉难"阶段

内疚之后就进入"殉难"阶段。在这个阶段，父母已经接受了孩子出现发展障碍这一问题，同时不再用内疚和归罪来折磨自己。取而代之的是，父母不惜一切代价，愿意做任何事情来补偿降临在孩子身上的不幸。很多父母放弃了自己的事业和生活，将孩子以及医治孩子的障碍作为自己永恒的事业。很多自闭症孩子的家长都长久地待在这个阶段里，"我一定要做一个完美的妈妈""我要付出我的一切"。似乎他们觉得付出越多，就越容易达到心理平衡。前一段时间，我看到一个关于自闭症的新闻：一个家长教他的儿子把红色积木放在蓝色积木上面，教了一周，据说演示了一万遍。但这种训练对孩子本身有意义吗？恐怕更大的意义在于安抚父母自己的情绪。因为父母花了很多时间，会觉得自己努力了，至少弥补了一些东西。更有意思的是，一个来我这里咨询的家长也看了这个节目，她跟我说，她很内疚，她没有那个家长那么努力。很多家长都会有这种竞争心态，觉得自己做得没有别的父母那么多。

然而，"殉难"阶段的过度投入是很危险的，不仅对父母自己的身心健康会有损害，而且很可能对孩子再次造成创伤。我曾经给一个轻微脑瘫的孩子做过咨询，他的智力没有太多损害，主要问题在运动方面。他的妈妈带他进行走路的强化训练，据说在机构连续训练了3个月，回家之后却退步了。我认为这很正常，也许妈妈训练的强度太大了。训练量太大的时候，孩子的技术动作就会变形，对他的康复来说可能是根本没有意义的。后来，这个孩子在我的咨询室里练习来回走，我观察了他妈妈对他的日常训练。他的腿部力量不是很好，走了几圈之后，回来的时候腿有点哆嗦。这时候他其实已经到极限了，父母应该暂停训练，让孩子休息。然而，妈妈在训练的时候没有这么客观地认识到这一点，她要的是自己和孩子都100%投入，一分钟都不能浪费，不能停下来。后来我给孩子找了一个椅子，让他稳定地坐在那里，因为这个时候他是应该休息的。

出于"殉难"心理，很多父母会拼命训练他们的孩子。我们访谈过的家长大多都经历过这个阶段，有些家长一直停留在这个阶段。有的家长会说："治疗是有关键期的，我们每天都很有紧迫感，觉得不够努力就是耽误孩子。"在焦虑之下，很多父母"觉得要玩命教，24小时都要盯着他""对孩子的进步要求很严格，急的时候会打孩子"。家长如果保持这样的状态，孩子会有怎样的体验呢？他们不会知觉到父母在帮助自己，而更可能会觉得父母是在折磨他。很多家长都反映，"有时候孩子自己不乐意，你反而强迫他，这样关系特别不好""如果他感觉你控制他的话，他就会跟你疏远，不理你了"。一个妈妈说，她在家里负责训练，都快变成训练师了，孩子渐渐地不爱找她了，因为"他爸爸不怎么管着他，他跟爸爸在一起比较放松"。有的家长说："顾不得那么多了，赶紧让他学会就行了。"然而，自闭症的核心症状是社交障碍。如果孩子没法建立安全的依恋关系，跟父母都无法正常交往，又如何发展跟别人的人际关系呢？我们的治疗非常强调父母和孩子保持良好的亲子关系，这是孩子走出自闭世界的第一步。

在"殉难"这个阶段，以前曾经迷惑的、互相争执的父母还可能在一些活动中寻求自治，这些活动包括建立基金会、组织，让公众对孩子的状态有所了解。这当然没问题，但如果你全身心投入其中，就容易出问题。我知道很多自闭症孩子的家长会自己建立机构。初衷是想更好地治疗自己的孩子，但当机构运作起来之后，你会发现家长全身心投入到机构运作中，能给自己孩子的时间和精力变少了。他们的孩子反而无法得到来自父母的帮助。有可能这是一种下意识的逃避策略。在"殉难"阶段，父母的求助动力和改变意愿是很强的，这是很好的状态，但父母要知道努力的限度在哪里。当你过度投入的时候，很可能会有损亲子关系。

客观阶段

第四个阶段是客观阶段。父母在获得外在帮助的情况下可以从"殉难"阶段进入客观阶段。他们把孩子看成正常人群的一部分，只是低语言功能而已，把孩子看作很好的、很可爱的人，而不像以前把他们看作有问题的人。父母开始对孩子作为一个独立个体有所了解：孩子虽然没有被赋予那么好的语言能力，但是被赋予了许多很好的、很有价值的能力。很多自闭症孩子很敏感、机械记忆强，是有特殊天赋的。进入客观阶段后，父母更可能看到孩子的优势，并从积极角度进行评价。比如有的家长发现，"孩子很敏感，有可贵之处。虽然他不怎么说话，但是与他交流没有障碍"。看到了孩子的优势，家长的心态就容易放松，比如有家长觉得孩子"专注，聪明，思维能力强。就让他做一个特立独行的人，随他去吧"。孩子在被喜爱的过程中，会知道他是被爱的。他在被爱的过程中能够回馈给父母爱。在爱中，他懂得以丰富的和有益的方式生活。这会是一个良性循环。在这个循环中，父母和孩子的状态都会得到改善。

在心理咨询和特教这些行业，我们不只要教父母如何与这个孩子相处，也要教父母如何客观去接纳孩子目前的状态。正确的期待有利于孩子的康复，而当父母的期待超出孩子的能力时，孩子就会体会到很多挫败，父母同样会有很多挫败。比如，一个智力上有些问题的孩子，按正常的养法，可能9岁才能学会写字。有的父母会认为笨鸟先飞，想3岁就训练他。这样的父母预测，教得早的话，也许他就能学会写字了。可是，父母需要考虑，孩子准备好了吗？如果孩子没准备好，父母那么着急的结局会是什么呢？我给很多有广泛性发育障碍的孩子做过咨询。家长说："他都出现发育障碍了，我一定要让他早学习。"家长会设法让孩子提前上学。这是个很可怕的想法。当孩子没有足够能力的时候勉强去上学，每天都要面对自己无法完成的任务，在同龄人的竞争中总被挫败，这对他来说是一段颇具创伤性的经历。正确的选择是父母可能要考虑让孩子延后上学这件事。父母的期待符合孩子的发育状态，父母才能心态健康，小孩也能心态健康。

在以上描述的每个阶段，父母的周围都应该有足够的社会支持来帮助他们度过。父母可以找自己的父母谈，也可以找朋友谈，找老师谈，甚至是找保姆谈。父母需要释放情绪，满足那个阶段的情感需求，这样对父母的身心健康有益。

父母的常见情绪

自闭症孩子的父母的情绪反应都有哪些呢？我们列举了一些常见的、重要的、需要处理的情绪。

第一种情绪反应是内疚。父母会有负罪感：为什么我把这个孩子带到这个世界上来？我是不是做错了什么事情？这是上文说的内疚阶段的主要情绪反应。父母的内疚还会转移，寻找爱人做错了什么，双方互相指责。一个妈妈说，在孩子刚刚确诊的那段时间，她和丈夫之间的关系一度紧张。她说："孩子的性格有点像他爸爸嘛。因为他爸爸性格有点内向，我觉得就是他爸爸的问题，我也会抱怨。"

愤怒也是父母常见的情绪反应。父母会对孩子有愤怒：为什么孩子会有那些难以理解的刻板行为？为什么孩子的情绪难以安抚？这是很多人不敢面对的。父母怎么能说讨厌自己的孩子呢？我们的文化也不鼓励父母进行这样的表达。然而，父母的任何感受其实都是常人的正常反应。为什么不可以有？如果我们限制大家的情感表达，这种情绪将很难自行消化。我会鼓励父母表达愤怒。如果父母可以找一个支持自己的人去宣泄愤怒，父母就能正确地面对自己。但是父母不能把愤怒发泄在孩子身上。直接把愤怒指向孩子，会严重损害亲子之间本就脆弱的依恋关系。

父母大部分都会产生焦虑。焦虑可以是各个方面的，有些是现实层面的，比如孩子不能知觉危险，该如何保证他的安全；孩子自理能力差，上初中之后还得接送；等等。父母其他的焦虑是和对未来的恐惧有关的。这个孩子上不了学怎么办？他还不会写字怎么办？如果父母二三十年后离开人世，他要怎么办？焦虑不完全是一种负性情绪。适度的焦虑能够帮助人们提高帮助孩子的动机，让父母更重视孩子的问题，更愿意花时间和精力参与到对孩子的干预中来。我们在咨询中有时也会见到焦虑水平特别低的父母，因为不了解自闭症可能导致的后果，不把诊断当回事，不愿意多问孩子的情况。这时候，我们会适度提高他们的焦虑水平，以便推进干预的进程。一个妈妈抱怨她的丈夫完全不参与孩子的干预，她也会有一些策略来提高丈夫的焦虑，进而推动他的行动力，她说："我老公不愿意面对，但是他现在面对了，就是我每天都会把那些最坏的结果呀，相关的文章呀发给他看，现在他也愿意面对孩子的问题了。"然而，如果父母完全被未来的恐惧左右，每天都被这些想法占据，无法把关注点放在当下，那么这样的焦虑就是有害的。还有些家长的焦虑水平太高，经常需要吃安眠药才能入睡。这时候，我们应该优先考虑父母的情绪是否出了问题，并且帮助他们去解决情绪问题。

大多数有自闭症孩子的家长都会体验到羞耻感，觉得这件事情太丢人了，好像自己都抬不起头来（Gray，1993；Farrugia，

2009；Mak and Kwok，2010）。高羞耻感是我们中国文化的一部分，加上社会上对问题儿童的歧视确实存在，所以有这样想法的父母特别多（Tangney and Fischer，1995；Fung，1999）。有个妈妈在访谈中对我们说："大人不会领他去见朋友，像我爱人就会觉得，只要出门就会很丢人。以前倒没觉得，这两天出去之后，我才觉得自己的心态可能也有问题，比方他跑到孩子堆里了，我就会怕别的孩子骂他是傻子……我就会很快把他带走。"因为强烈的羞耻感，这对父母选择把孩子封闭起来。

很多家长不仅断绝了孩子和外界的联系，还会把自己封闭起来，跟原来的生活圈完全切断联系（Corrigan and Watson，2002）。我见过一个自闭症孩子的家长，她从国外回来，暂住在姐姐家。她姐姐住在二楼，她和孩子住在姐姐名下另一套五楼的房子里。她每天和儿子躲在小黑屋里，训练儿子滑滑板车，哪里都不去。她听说有孩子趴在滑板车上每天滑200次就康复了，于是她就天天和孩子在一起滑。姐姐问她，每天躲在那里干什么？她也不回答。她不告诉任何人，把自己封闭起来，不出去。这并不是一个极端的例子，事实上，在孩子出现自闭问题之后，很多家庭至少在某个时期，都会选择自我封闭（McCabe，2008）。正如一位妈妈所说："就是从这个孩子生病之后，我就对亲情、友情看得很淡。因为我觉得人家都有自己的事情。人家可能不会帮你，不会关心你这边的事情。也有可能是因为自己有了这个孩子之后，心态各方面都发生变化了。跟人家也不去主动联系了。"然而，当家庭在遭遇压力事件时，社会支持是非常重要的。支持可以来自很多方面，比如父母、朋友、专业人士。当父母把自己封闭起来的时候，其实也切断了自己的社会支持系统。因此，家长需要降低羞耻感，勇敢坦然地维持正常的社交生活。

自闭症孩子的父母经常会体验到挫败感。他们每天面对患有自闭症的孩子，状态和其他父母是不一样的。可能对正常孩子来说很简单的任务，对于自闭症孩子来说，学十遍、百遍、千遍还是不会。这时候父母可能就会有非常强烈的挫败感。一位妈妈跟我们说起她在家里教孩子的经历：

受访者：我不知道别的家长是什么心态，反正我快受不了了，因为我每天都在重复我之前教过的东西、他之前会的东西。比方说我拿来一个红色的东西，教他说这个是红色的，教会后再问他，结果他就不会说了，于是我又开始教颜色，等教完颜色，再问他，又不会说了。

访谈者：反复教，感到很沮丧？

受访者：对呀，就是这种心态，我到现在也没调整过来。后来我就不教东西了，就跟他玩玩具，他不玩，然后我就很生气。

我想给孩子做训练的老师可能也会有挫败感。我曾经遇到一个因为被老师体罚而出现心因性瘫痪的孩子，她完全不接受外界的信息，大小便都失禁，来我咨询室的时候已经瘫痪了五六年了。她妈妈总是去找精神科医生，说："大夫为什么我的孩子还不好啊？"大夫后来也非常无助，说："给你开点药吧。"她妈妈总是去找那个大夫，大夫其实也没什么好方法了，因为她的诊断不明确，说不好到底应该吃什么药。当父母试图把压力转给其他帮助者的时候，其实也在传递挫败感和无助感。如果医生或者训练师觉得无助，他们给父母的建议并不一定有助于解决问题，他们很可能把攻击的矛头指向父母来缓解自己的挫败与无助，进而加重父母的心理问题。所以，自闭症训练机构里的训练人员不能只管训练，也要有自己的督导系统，要有情绪宣泄的出口，要去面对自己在帮助孩子过程中产生的挫败、愤怒和无助。否则，训练人员的负性情绪也会影响到孩子的康复，孩子和家长会成为这些负性情绪最后的承受者。

自闭症孩子的父母常常会觉得自己非常无助。我在做咨询的时候发现，孩子的变化的确是非常缓慢的，缓慢到几个月都看不到什么效果，以前我的师妹曾经跟我到自闭症小孩家做咨询，她跟了一两次就放弃了，觉得看不出孩子有任何变化，那种无力感让她放弃把自闭症这个领域作为职业方向。但是家长不能因为无助就放弃自己的孩子，他们不得不和孩子在一起。他们有时候知觉不到孩子有什么变化，觉得孩子的问题没有任何改善，觉得自己做什么都是没用的。在我们的访谈中，很多家长都会表达无助感，比如，"觉得很悲观，觉得可能是治不好了""没什么希望了，想的都是最坏的结果"。这种无助可能和抑郁是相关的。研究也确实发现，自闭症孩子的父母的抑郁水平是很高的。

当这些负性情绪叠加在一起，自闭症孩子的父母常常会有倦怠的感觉：觉得整天很疲惫，什么都不想做，但又不得不做。参与孩子行为训练的家长大概有很深刻的倦怠体验。我咨询过的一对父母完全没觉得自己疲倦。这种感觉是不现实的，这对父母当时就处在"殉难"的阶段，所以才会有毫无倦怠感。

影响父母情绪的因素

了解影响父母情绪的因素，能够帮助我们找到调整父母情绪的切入点，因此很有意义。综合我们的临床经验和现有的研究结果，我们列出了以下几个因素：

第一，父母的知觉和能够获得的社会支持。很多研究都发现，获取社会支持是有自闭症及相关发展障碍的孩子的父母改善心理健康的有效方式（Cantwell，Muldoon and Gallagher，2015；Werner and Shulman，2013）。这里说的社会支持，既包括人力、物力、财力这方面的物质支持，也包括信息支持和对父母的情感支持。前文提到，父母在应对孩子患病这一压力事件时，会经历不同的心理阶段，体验到很多负性情绪。好的社会支持系统能够帮助父母宣泄负性情绪，缓解心理压力，更快地过渡到客观化阶段，为孩子的康复做真正有建设性的努力。因此，父母要解决自我封闭这一问题，并学会善用自己的社会支持。父母和好友或许是最可及的资源。在访谈中我们发现，能够从父母和好友处得到支持和帮助的家长，其心态一般都比较放松。

访谈者：现在您常常会跟父母聊天吗？

受访者：嗯……可能比以前多了。

访谈者：会聊一些什么样的事情呢？

受访者：一般都是聊孩子啦。嗯，因为孩子有问题，所以就聊孩子的话题。

访谈者：那您觉得父母能够理解您吗？

受访者：嗯，应该能理解。

访谈者：他们会怎样跟您表达呢？

受访者：他们说如果我需要什么样的支持，就会给我什么样的支持。

访谈者：都会给您一些什么样的支持呢？

受访者：物质啊，金钱啊……你要他们干什么，他们都会亲力亲为。

有的家庭在面对压力事件时，能够迅速调动支持系统，表现出很好的适应能力。

访谈者：嗯，当时您发现这个孩子可能有一些问题的时候，其他人有什么反应呢？

受访者：婆婆说这个孩子已经这样了，他也没错，那我们就尽量给他调养好嘛，什么方法都要用用看。我自己的妈妈觉得我最好再去生一个。不过我们全家都支持把这个孩子带好，坚信这个孩子会好起来的。

访谈者：那在发现孩子的问题之后您家里的关系又是怎样的呢？有没有什么改变？

受访者：我感觉家庭气氛更好了，大家都互相扶助嘛，好像都……家庭生活内容比较丰富了。

访谈者：您会跟朋友说孩子的情况吗？

受访者：有几个比较要好的朋友知道，楼上那个小姑娘

的妈妈知道，我们经常会带着孩子跟她玩……我想给孩子培养固定的玩伴，所以对她们就没什么隐瞒的，她们也经常来帮助我们。

第二，社会对自闭症的污名化与父母羞耻感倾向的交互作用。我国的第一例自闭症是20世纪80年代确诊的，到现在也不过30年的时间。大众对自闭症了解很少，加上自闭症儿童有时在公共场合会出现刻板动作、尖叫等焦虑反应，自闭症儿童的父母常常会遭受异样的目光。很多自闭症儿童的家长都会觉得，自己和孩子有被歧视的经历。一位家长在回答"希望得到的支持"这一问题时表示："我觉得，不要以异样的眼光看就行了。不要用异样的眼光打量我们，因为孩子很敏感的。"从客观上讲，在我们现在的社会里，这种歧视是确实存在的。我们期待这个社会慢慢变得宽容，能够更加接纳弱势群体。不过现在情况其实已经在慢慢变好了，但并不如我们想象中那么快。

虽然对精神疾病的污名化和抑郁等心理问题的关系已经非常明确，但在有歧视的情境中个体是否会受伤，和自己的心理素质是有关系的。如果父母的羞耻感很强，父母自己觉得孩子生病这件事情很丢脸，那么就很容易知觉到来自外界的歧视。哪怕别人并没有真的歧视，但因为自身的敏感，也会对他人的行为做出负性的解读。因此，相比马上消除社会歧视，降低自闭症孩子父母的羞耻感是我们当下能够做到的更现实的事情，这在我们的咨询中也是一个主要内容。

第三，孩子病情的严重程度。孩子的症状越严重，家长的心理状态越不好。事实上，孩子的状况好转会对父母的心理产生补偿作用。

第四，父母自身的身体状况。照顾自闭症孩子意味着承受很重的养育负担和很大的心理压力，这对父母的身体健康来说，都可能有损害。上文我们提到了一个心因性瘫痪的孩子，她的妈妈来找我的时候，一口牙就剩9颗，整口牙要重镶。当时那位妈妈才35岁，已经闭经一两年了。她的女儿已经15岁，有100多斤，而这个妈妈才90多斤，整个人瘦得皮包骨头，已经背不动孩子了。当时的状况是，妈妈已经照顾不了孩子了，爸爸要照顾她们两个人。所以，家长一定要照顾好自己的身体，不能透支自己的身体。如果身体出了问题，对心理健康的影响是很大的，要解决孩子的问题也就更加困难。我曾经询问过一个自闭症孩子的家长，当时她的身体几乎垮掉了。在咨询期间，她被诊断为甲亢。甲亢和心理应激是有关系的。实际上，心理压力和很多躯体性疾病都有关系，包括心脏病、高血压等。我要求这个妈妈从对孩子的训练中退出来，尽量不由她来训练孩子，找一些替代者。他们家有姥姥，家里还请了小姐姐，爸爸也可以帮忙。妈妈只负责看着孩子就行了，大部分时间要学会休息。后来随着咨询的推进，那个妈妈慢慢放松下来，半年之后状态开始好转。

第五，父母照顾孩子的投入情况。当孩子出问题的时候，家庭应该做一些调整来适应这个变化，应该商量好爸爸妈妈的分工是怎么样的。在分工的时候，不仅要考虑父母的工作安排和时间，还需要考虑父母的特点和应对能力。有一个妈妈说，自己在家里带孩子玩，感到很吃力，因为她本身在陪孩子游戏这方面能力不足。她说："我本身不太会玩，我从小就是不太喜欢玩的小孩……印象中，儿子很小的时候我给他讲故事，他就把我给推开了。他爸爸讲故事他可以听。所以我跟小孩儿的互动本身就很差。我就希望会有一些人跟孩子一起玩。现在一般情况下，家里只有我和孩子两个人，他爸爸在家的话就会在一个地方待着不动。我确实不是很活泼、很会玩儿的那种人，跟孩子在一起的时候就更不会了。以前教他学习，我拉过来就教他学习，然后教到最后自己都崩溃了。给他玩具他也不玩，然后我就说我带你玩玩具你都不行。我总觉得家里需要有人和孩子玩闹。"在这种情况下，妈妈其实应该让爸爸加入，由爸爸主要负责带孩子玩，特别是玩一些接触性的游戏。一方面，这对孩子来说更可能形成好的互动关系，另一方面，这对妈妈来说也是一个放松的机会。

　　还有一个妈妈提到，在孩子被诊断为自闭症之后，自己变得很容易焦躁。而爸爸的心态一直很好，她说："他爸一直就很乐观，最初是不觉得有什么，不认为有什么自闭症，认为世界上就没有这种病，都挺好的，后来时间长了，他才承认孩子有些发育方面的问题。但是他依旧心态很好。我有一次跟他说，别的孩子都会，咱们孩子却不会，他丝毫都不在意。他确实是能从心里面把孩子当一个正常孩子来对待。他很温和，可能跟他自己的成长环境有关系。当初我特绝望。以前我从来不说孩子、不打孩子，对孩子很好，但确诊以后我就变得特别急躁，有时就会出现打孩子的情况。我老公就跟我说，'你儿子好也是你儿子，你要爱他，他病了，变得不好，也是你儿子，你也得爱他，你是他妈妈，不管什么情况下你都要爱他'。我老公真的心态很好。"这个爸爸的状态就是我们希望所有自闭症孩子的家长能够通过调整达到的状态，他确实体现了对孩子的无条件积极关注。心态好的父母应该更多地跟孩子待在一起，更积极地寻求机会跟孩子互动。孩子能够从父母的平和中感受到自己是被接纳的。

　　如果父母双方在带孩子的分工方面没协商好或者投入不均衡的话，投入过多的那一方就很可能出现一些心理健康问题。我们看到，在一些家庭中，父亲持逃避的态度，只负责出去上班挣钱，并不参与到对孩子的照料中。那么妈妈不得不承担所有的责任，身体和心理压力都会非常大。在有的家庭中，妈妈没法接受一个患病的孩子。比如我之前提到的那个小脑缺失的孩子，他的妈妈从不训练他，唯一想的是"我要再生一个孩子"，实现她养育一个正常孩子的愿望。孩子爸爸在孩子身上投入的精力特别多，因为总是低着头去牵孩子走路，腰椎都出问题了。

父母双方投入不均衡，或者一方已经投入过度时，是需要及时调整的。这时候过度投入的一方要降低投入的程度，要想尽各种办法寻求支持。父母要学会大声喊："我现在需要帮助。"也许10个人里面9个人是歧视你的，但是如果有一个人能够伸手帮你一把呢？如果你不说，可能就会错过得到帮助的机会。家长要能够认识到，那9个人也许没有你想象中那么好。但不是你大声喊10个人，10个人就都会帮你，这种期待不现实。又比如，如果你嫌做家务很累，家庭经济状况又负担得起，不妨雇个保姆或者小时工，让她承担做饭、洗衣服这些家务，把你的生活变得轻松一些。父母不要只盯着孩子的问题，要学会把一定的精力花在自己身上，这样自己的心态才会好，才能对孩子有帮助。

第六，父母早年的心理创伤。自闭症孩子的父母的情绪问题看起来是孩子的状态引起的。然而，这不是全部原因。父母早年怎么被抚养的，是不是有心理创伤，会影响他们在面对应激事件时的反应，也会影响他们养育孩子的态度和行为。在我做过的一个脑瘫孩子的案例中，孩子的妈妈小时候是被自己的爸爸打大的，她爸爸的暴力倾向很严重。体罚是一种很典型的虐待儿童方式，会对孩子的成长有很大的负面影响。个体早年如果有挨打经历的话，该个体和他人的人际距离通常会很远。这个妈妈表述，生下这个孩子的时候，她其实是比较拒绝这个孩子的。她本身不太容易感受到爱，也不太会跟孩子去建立依恋联结。如果父母自身的原生家庭氛围很好，成长环境是温暖和支持性的，那么他们的心理健康水平会比较高，在遇到心理应激的时候，也更可能从相对乐观的角度看问题，更能够适应问题。在我们的咨询中，我们发现很多父母都存在早年的心理创伤，所以我们会做一些工作去修补父母的早年创伤问题。

第七，父母自身的人格特点。在我的咨询经验中，外向和乐观的人格特点可能更能够帮助父母承受自闭症这个压力事件。这个创伤势必会带来一些负面情绪。外向的父母更可能在和别人的接触中找到很多的支持。然而，自闭症儿童的家长通常有一方是比较内向的。现在的研究认为，自闭症儿童的家长很可能呈现类自闭症的人格特点，平时可能就是很内向和封闭的。在这种情况下，他们就很难找到社会资源，可能会越来越封闭自己。但是，如果自闭症孩子的父母比较乐观，那么他们看待事情的认知风格就会是很积极的，更能够找到逆境中的积极因素，从而收获创伤后的成长；如果他们本身就比较悲观，那么他们在知觉压力的时候，更可能往消极的方面想，有可能夸大风险和不利因素，产生绝望情绪。

第八，父母应对压力的能力。抚养自闭症孩子，会面临各种各样的困难和压力。父母应对压力的能力在很大程度上会影响父母自身的心理健康水平。我们在咨询中发现大部分自闭症家庭都会遇到的一件事是请保姆。请保姆并不是一件很容易的事，父母需要考虑很多因素，比如，保姆是不是会照顾孩子，能不能信任她，该给她多少钱，保姆突然要辞职怎么办等。不同的父母的应对方式非常不一样。有的妈妈认定了别人不能照顾好孩子，她根本不会尝试去找保姆，就一个人承担了所有的事情，她觉得"请了我还不知道如何指导她""多了一个人多一个麻烦"。有的家长对保姆的职责缺乏现实期待，觉得谁都达不到她的要求，总得换保姆。还有的时候，保姆会遇到一些情况不得不辞职，孩子可能会因此产生创伤。对于自闭症孩子来说，他们所处的环境应该比较稳定和刺激单一。换保姆可能让他们的症状不稳定，这也是父母需要应对的问题。再比如上学这件事，自闭症孩子的父母会考虑很多问题：孩子什么时候上学，在哪里上学，自己如何跟老师打交道，老师对孩子不满意怎么办……很多家长在应对孩子上学这件事的时候，会变得非常退缩，会采取回避的策略。教给父母一些应对各种压力的方法，也是咨询的主要内容之一。

第九，父母对负性事件的归因方式。个体解释事件的方式会影响其心理健康。把负性事件归因为内在、稳定的因素，更可能导致抑郁（Sweeney，Anderson，& Bailey，1986）。比如，自闭症孩子犯了一个错误，有的家长可能会解释成"都是我的错"。当父母把攻击完全指向自己，就可能体验到很多负性情绪。又或者，有些家长会把自闭症的症状归因为一个稳定的因素，比如基因，觉得这件事永远改不了了，那么就会产生很无助的感觉。还有些家长在认知上存在过度泛化的问题。可能孩子只在某一方面有些问题，比如说语言有问题，父母却倾向于认为孩子各个方面都有问题，这不仅夸大了孩子症状的严重程度，还影响了自己的心态。归因方式是父母认知的一个方面。咨询师在咨询中需要融合认知治疗的技术，对父母的不合理认知进行重建。

第十，社会保障系统的健全程度。如果社会有健全的求助系统，家长的心理健康会更好。然而，现实的情况是，中国的社会保障体系并不健全。很多家长都表示，自己从来没有得到任何社会帮助。有家长说："我觉得没有得到过政府任何帮助，也没有得到热心人士、热心机构的帮助，什么都没有。全都是我们自己去找医生，然后还要像看病一样去排队。"家长的恐惧确实是有现实基础的。有家长说："如果你有这么一个孩子，你得到社会的关注，得到社会的帮助，那么面对困难你会更有信心，因为你不是一个人嘛。但现实是，如果你出去的时候就会想，附近的人会不会歧视自己的孩子。给孩子申请学校，你就会想学校会不会收自己的孩子。人家还可能投诉你，说你家孩子影响别的孩子……"

正如一位妈妈所说："我觉得政府应该多给这些孩子——不一定是自闭症孩子——一些福利，比如说免费咨询、免费上学。很多这类小孩不能上学，就待在家里面。去那些所谓的机构又要花钱，一个月花两三千，而这不是每个家庭都能负担的。社会要多做一些完善的福利性项目，让特殊家庭不要负担太重。哪怕是一个市、一个区搞一些活动，也比什么都没有强。不要说等到什么世界性的纪念日来做，平日里就可以。"我们也期待在不久的将来，社会能够为自闭症孩子的生活提供更多保证，给予他们更适宜的受教育机会，给予自闭症孩子父母更多实质性的帮助。

第二节　父母情绪问题对孩子症状的影响

在家庭治疗的理论里，一个家庭成员的心理行为问题是整个家庭系统动力失调的结果。调整其他家庭成员的认知和行为，调整家庭互动情况，有可能对缓解该成员的问题有帮助。大量研究都发现，父母和孩子的心理健康水平是高度相关的。也就是说，如果父母的心理健康水平不好，孩子就很难有一个好的心态。所以，调整父母的心理健康状态很重要。但是，在与自闭症家庭的接触中我们发现，父母经常会陷入相反的思维里，以为只要自己的孩子好了，自己就没问题了。然而，孩子需要从父母那里感到自己是被爱的、被接纳的和被欣赏的。如果父母连自己都不欣赏，对自己不接纳，对孩子生病这个事实都不接纳，那么孩子很难有这种正性体验。

我们的研究团队曾经做过一个针对自闭症孩子父母的访谈研究（Zhou & Yi，2014），访谈中有一个问题：你觉得你的孩子什么时候状态比较好？对答案进行编码后，我们得到了两个因素。第一个因素是孩子自身的情绪状态。很多家长提到，当孩子觉得高兴或者放松的时候，症状表现就会不那么明显。家长的这种观察跟现有研究结果是一致的。已经有研究发现，自闭症儿童的焦虑水平高于正常发展儿童（Gillott，Furniss，& Walter，2001；Kim，Szatmari，Bryson，Streiner，& Wilson，2000；MacNeil，Lopes，& Minnes，2009；White，Oswald，Ollendick，& Scahill，2009），并且焦虑水平越高，刻板行为表现越多（Rodgers，Riby，Janes，Connolly，& Mcconachie，

2012）。有研究者认为，受限的兴趣就是自闭症儿童对焦虑等不良情绪的一种应对方式（Spiker, Lin, Van Dyke, & Wood, 2011）。我们编码得到的第二个因素，是家长的情绪。当家长表现出积极情绪的时候，孩子的状态会比较好；而当家长表现出消极情绪的时候，孩子的症状就会比较多。我们可以来看两个访谈片段。

访谈片段1

访谈者：我们还想问一下，您认为您的情绪对孩子的状态有影响吗？

受访者：太有影响了，决定性的影响。

访谈者：能举个例子说明一下吗？

受访者：那我高兴他也高兴啊，我一高兴他就会发现，他其实没有想象中那么糟糕。

访谈者：就是还是挺敏感的。

受访者：对，他有好多可贵之处。你跟他交流其实是没有障碍的。你知道他想的是什么，他说的是什么。你情绪不好，他整个就不在状态，你整个认知都出现问题，这个很关键。

访谈片段2

访谈者：家里人的情绪会对孩子有很大影响吗？

受访者：会。

访谈者：能够具体说几个例子吗？

受访者：比如说，他父亲这段时间情绪很低落，孩子的各个方面就会很不好。

访谈者：就是说，孩子对家里的情况会非常敏感是吗？

受访者：对。

访谈者：好，这是严重的情况，有没有什么情况，孩子的问题会减轻呢？

受访者：减轻也说不好，但他总是……前一阵子就很好，家里人心情愉快的时候他就好。周围环境很好的话，他也会很好。比如说，去年9月份的时候，他表现得特别不好，尖叫，甚至出现打人的行为。国庆节出去旅游的时候，孩子把他爸爸都给打了。这让他爸爸更接受不了。

有的家长直接表示："家长的情绪对孩子有决定性的影响。"这是自闭症孩子的家长在养育过程中得出的经验之谈，也符合我们的治疗理念。我们还通过编码得到一个情绪—症状联系的反馈循环：如果家长展现出过多的焦虑、愤怒和沮丧，孩子就会感到很有压力，出现更多症状，孩子的症状又反过来刺激家长，让家长更加焦虑，这是一个恶性循环，家长和孩子的状态会越来越差；如果家长能够比较平和地面对压力，那么孩子的压力也会比较小，症状水平就会比较低，孩子的进步会反过来鼓舞家长，让家长更有效能感，这就是一个正性循环。我们认为，要切断恶性循环。找到正性循环的切入点，在于优先解决父母的情绪问题（Zhou & Yi，2014）。

第三节　如何处理父母的情绪问题

在我们针对自闭症的临床干预中，处理父母情绪问题的第一要义在于，父母作为自我分化良好的成人，应该从自身的角度去寻求情绪问题的解决，而不能将自己的情绪和孩子的行为表现捆绑，不能期待用孩子表现良好来提升自己的积极情绪。这一原则源于鲍恩的系统家庭治疗理论。那么，我们应该如何处理父母的情绪问题呢？我们有以下建议：

第一，要理解在孩子被诊断为自闭症的过程中父母所承受的创伤，并且让他们有机会去宣泄情绪。首先，父母自身要承认和面对自己的情绪，比如，父母要允许自己愤怒，然后才能有效地选择更无害的方式去处理自己的愤怒。其次，父母要有效利用社会支持系统。上文已经强调，有支持性的人表现出理解，有助于父母的心理健康。

父母可以从和自己情况类似的人那里获得支持，比如，过来人通过讲自己经历的心理阶段，可以让后来者获得一些支持和经验以及对外在的预期等。自闭症训练机构可以考虑将父母组成团体，进行团体辅导。有的家长在这样的正式或非正式团体中获益颇多。比如有位家长说："我觉得要寻找自己的同类，看看人家是怎么做的，有时候会得到一种启发，有时候会得到一种灵感，有时候也是一种消遣。物以类聚，人以群分。在同类面前，你会觉得，自己不是最特殊的。"但是，父母参加这类团体的时候一定要小心，需要评估这样的群体传递的是否更多是负性信息，要警惕不要跟其他人有攀比和竞争的心态。一个自闭症孩子的家长曾经跟我说，她以前参加过一个类似的团体，结果心情特别抑郁，因为所有人都在哭诉，团体中传递着绝望的信息。真正具有支持性的团体，应该是相对正性的。最好有一些专业人士来领导这个团体，以防传递的信息方向跑偏。可以考虑借鉴匿名戒酒者协会的一些做法。在这类协会中，有一些是心态比较好的过来人，他们可以帮助后来加入的一些人，让后来者受益。自闭症孩子的父母或许也可以考虑加入这种类似的互助团体。如果你的心态比较好，也可以去帮助别人，你会在帮助他人的过程中获得某种力量。当然，父母也要量力而行，不要陷入过度帮助他人的怪圈，以致没有时间陪伴自己的孩子。

父母自己的朋友圈也很重要。找朋友去倾诉负性情绪，是一个很好的减压方式。在跟朋友倾诉方面，有些家长表达了顾虑："因为有些事情，你找朋友只是一些情绪上的宣泄，他们很难给到太大的帮助。一些东西你必须一个人去分担，一个人去扛。比如说孩子长大了以后怎么办啊，能不能上幼儿园啊……哎，真的这些都是你自己去考虑的问题啊，他们只可能帮忙提个意见。"还有家长认为跟之前的朋友不再有共同语言："因为我觉得朋友对我的家庭现状不会有很好的理解，所以我会自动减少跟朋友的交流，就没奢望朋友能干什么。说难听点，我们孩子这种情况，跟人家相差很远，人家也跟你讲不到点子上，也帮不到你什么。说实在的，现在跟朋交流真的非常非常少，一是没有时间，二是没有兴趣。真的连一个可以与之谈孩子、谈自己困苦的人都没有。可以理解的人比较少，所以我也不愿意谈，没什么好谈的。"

家长要意识到，朋友如果能够帮助你宣泄情绪，就已经是非常可贵的支持，不要因为朋友可能无法提供具体的帮助和意见，就放弃向朋友求助。不过，要利用好朋友的支持功能，这里面也有一些注意事项。首先，你的朋友不是心理咨询师，他们其实并不知道怎样帮助你是正确的。当你告诉你的朋友"我的压力很大"时，大部分人可能会急于给你实质的帮助。然而，对于没有接触过自闭症的人来说，他可能也提不出什么建设性意见，还会感到压力很大。因此，当你想要宣泄情绪时，你可以非常明确地跟朋友表达你的期待，比如"我就是想要释放一下情绪，你听着就好，可以不用给我意见"。这样对方就不用绞尽脑汁给你各种建议，而是安心做一个好听众。你事先说好"我要什么"。这样传递信息，可以让自己和对方都有确定感。另外，家长可以考虑多找几个朋友倾诉，分散着说，这样每个人所承受的压力就不至于太大。下次当你还有情感支持需要的时候，人家还会愿意给你帮助。

当然，如果父母没有合适的社会支持系统，那么可以考虑找心理咨询师谈。这或许是不得已才选择的方式。一周一次的咨询也许并不能那么快速地为你解决问题，但长时间和你在一起的人给你的支持可能才是最有效的。

第二，父母要有很大的耐心，对孩子产生现实的期待。现在很多康复计划一般都是教父母做些什么，很少有提醒父母哪些事情不要做太多的。很多时候，父母的愤怒、挫败和焦虑，都和不现实的期待有关系。一个家长说，他孩子6岁了，拿笔写字的姿势还是不好，在思考要不要强化训练一下这个问题。他的孩子曾经被诊断为自闭症，在精细动作方面有些问题。对此，我建议处理方式不是去训练孩子，而是调整家长的期待。家长需要评估孩子是不是准备好了，在孩子的能力完全不能胜任那个任务而父母还反复让他练习的时候，他会抵触这样的训练，也许还会影响他未来去做这样的事情。很多人觉得笨鸟先飞很好。但是如果你太早让他飞，鸟可能最后会拒绝飞了。孩子会觉得"飞"是非常可怕的事情。父母应该考虑到孩子症状的严重程度，客观评估孩子的状态，接纳孩子很缓慢的进步，这有利于父母的健康状况。比如，对于轻度智力障碍的孩子，我们的期待可能是让他掌握一定的生活自理能力，而不该在学业上对他有太高要求，因为大部分轻度智力迟滞的孩子在学校里都做不好。如果生活能自理，学习和工作能力相对比较差，其实已经达到不错的状态了。父母要学会接纳。如果每次父母都表现得非常不满意，训练强度超出了孩子的能力，孩子可能就不想去上学了。上学这件事情对这样的孩子压力太大了。家长的很多负担来自孩子生活不能自理。一个因为7岁时被老师打而瘫痪的女孩子，来诊时已经13岁了，原来大小便失禁，妈妈每天要给她洗很多次衣服。她经过几年的咨询，状况是扶着能走，坐在便盆上会像小孩一样上厕所。妈妈不用天天给她洗衣服了，心理健康状况也好了很多。同样对于自闭症儿童的家长来说，孩子自理能力的提高，会明显提高他们的主观幸福感。一个自闭症孩子的家长说，孩子能拿钱买东西，是他感到特别兴奋的一件事情，孩子从前直接把人家的东西拿走，让家长很焦虑，现在终于学会拿钱去交换了。

很多父母在最初阶段都存在对孩子期待过高的问题，所以遭遇挫败几乎是一个不可避免的阶段。父母应该了解，在孩子的康复过程中，他们可能会产生挫败感，要提前有个心理准备，时刻注意调整期待。自闭症孩子的父母了解可能要面对的心理压力是有帮助的，可以提前做好准备，提高控制感。就好像大家进游泳池前，会预测到水比较冷，身体会做出反应，这叫前馈。当有前馈的时候，就会对这个事情有所准备，这时候所受到的损伤可能就比较小。

另一种不正确的期待，可能是父母对训练的期待。很多人认为早期的特殊训练能帮助孩子更好地掌握生活技巧。越早干预可能效果越好，但家长要保持客观，要知道孩子的极限在哪儿，不要训练过度。另外，目前无论是研究还是临床，我们对自闭症的认识都很有限，什么样的干预真正对孩子有效，其实是没有达成共识的。目前的专家都应该被打问号，因为实际上大家都还在摸索。所谓的专业人士也没有协同的关系，都是各自为战。在国外，虽然没有找到很好的治疗方法，但是工作机制是联动的，心理咨询师、语言训练师、耳鼻喉科医生、社工、义工是协同工作的，家长可以得到更加全面的评估和建议。但是在我们国内，不同人各自为战，家长了解到的各方面的指导有时候甚至是矛盾的，所以会无所适从，觉得很无助，影响心理健康。

第三，父母要摆正养育者的位置，不能因为训练损害亲子关系。上文提到，处在"殉道"阶段的父母很焦虑，他们会很努力地去做很多尝试，比如，很多家长会对行为训练非常投入。在我们看来，这其实是非常危险的。自闭症的孩子本来在依恋方面就有问题，对任何人都不反应。建立社交的第一步应该是跟父母建立好亲子关系。如果父母在行为训练上强度太大、太过严格，就很容易损害亲子关系，这对于孩子的康复是非常有害的。

我们之前分析过自闭症孩子父母的教养方式，发现有一部分父母实际充当了老师的角色。也许有些人会指导父母去当老师，承担起老师的责任去对孩子做行为训练。但是，我们认为，父母就是父母，不要和老师的角色混淆。老师和父母是完全不同的，父母对孩子的是无条件的关注，而老师的教育是有评判的。当父母在抚养过程中总是去评判孩子的时候，孩子就没有办法体会到什么是无条件的爱，感受不到正常父母给予的关注。在有些ABA训练项目中，训练师会要求孩子每天训练8小时，一周40小时。这是强度非常大的训练，让成人来做都很困难，已经超出了低龄孩子的极限了。如果父母这样要求孩子，孩子可能很难体会到父母其实是爱他的。如果父母退回到养育者的位置，把训练交给别人去做，也不对孩子的训练结果有过多要求，其实父母自身也可以放松下来。在我们的调查中，专心扮演父母角色的家长的心理健康状况最好，因为他们没有角色上的冲突。

第四，父母要学会保护自己的身体。很多自闭症孩子家长会说"不管自己了，只要他好就行了"这种话。然而，现实的情况是，父母是孩子的照顾者和保护者，如果父母身体出了问题，家庭会面临更多的困难，家长的心态肯定也不会好。同时，孩子会陷入失保护的状态，他的不安全感会增强。因此，家长保护好身体是非常重要的。那么，父母如何更好地保护自己呢？首先，父母之间要有更多的协作，要有明确的分工，有交替的过程。其次，如果能寻求到外援的家庭，比如请（外）祖父母、同辈亲戚等帮忙看孩子半天，自己暂时摆脱一下这个环境，也是很好的。再次，要寻求社会支持。比如，请保姆来帮助处理家务，也有志愿者愿意参与短期看护自闭症儿童的情况。

第五，要解决父母更深层次的心理问题，包括帮助父母处理自身的早年创伤，改变父母的认知风格，帮助父母提升自尊和自我效能感，帮助父母发展更好的压力应对策略，减少父母对未来的恐惧。这些是专业心理咨询的工作，处理起来也更难一些。

最后，期待完善的社会保障系统。这个不是心理咨询能做到的，其实是期待社会本身的一个进步。减少歧视也是需要我们做很多宣传的，这需要很多媒体做调查，展现出这个人群的真实状态，这样大家对这个人群才可能有更多的理解与接纳。只有新闻媒体对自闭症儿童及家庭给予关注，这一人群才会慢慢被接受，公众知道自闭症存在这样或那样的一些问题，对这个群体也会更加宽容。社会要给特殊儿童平等的受教育机会。但自闭症孩子的家长也要意识到，很多事情都是相对的。很多家长和我说，孩子上课不遵守纪律，非常影响课堂，别的家长会很不满意。站在对方的立场看，这其实是非常正常。自闭症儿童的家长应该要明白，自己确实是处在一个被创伤的阶段，需要、理解帮助与接纳，但不能要求别人为你的受伤付出沉重的代价。我和家长商量，孩子能在教室里面待着就待着，最好坐在后面靠门的位置。如果孩子觉得不舒服就出去（这是有陪读的情况下，通常这种严重影响课堂的孩子都要请陪读的），尽量不影响别人。父母的策略是更体谅别人的感受，这样别人才能更容忍自闭症孩子。如果过度追求平等的机会而使得普通儿童正常受教育的环境受到严重干扰，那样会导致自闭症儿童群体被排斥。另外，我们也期待未来对特殊儿童的生活能提供更多的保障，这样父母也会更有安全感。

综上所述，在我们对自闭症儿童的干预中，父母是非常重要的干预对象。帮助父母处理创伤后反应和负性情绪，不是本末倒置，而是帮助孩子走出自闭的关键的第一步。按照家庭治疗的环形思维，父母和孩子的状态有非常密切的相互影响的关系。父母是孩子的最重要资源和最可依靠对象。只有当父母处在平和、积极的心态中，才能够更加客观地看待孩子的问题，并且给予孩子更有建设性的帮助。

参考文献

Cantwell, J., Muldoon, O., & Gallagher, S. (2015). The influence of self-esteem and social support on the relationship between stigma and depressive symptomology in parents caring for children with intellectual disabilities. *Journal of Intellectual Disability Research*, 10, 948−957.

Casey, L. B., Zanksas, S., Meindl, J. N., Parra, G. R., Cogdal, P., & Powell, K. (2012). Parental symptoms of posttraumatic stress following a child's diagnosis of autism spectrum disorder: A pilot study. *Research in Autism Spectrum Disorders*, 6(3), 1186−1193.

Corrigan, P. W., & Watson, A. C. (2002). The paradox of self-stigma and mental illness. *Clinical Psychology: Science and Practice*, 9, 35−53.

Farrugia, D. (2009). Exploring stigma: medical knowledge and the stigmatization of parents of children diagnosed with autism spectrum disorder. *Sociology of Health and Illness*, 31, 2011−1027.

Fung, H. (1999). Becoming a moral child: The socialization of shame among young Chinese children. *Ethos*, 27, 180−209.

Gillott, A., Furniss, F., & Walter, A. (2001). Anxiety in High-Functioning Children with Autism. *Autism*, 5(3), 277−286. doi:10.1177/1362361301005003005.

Gray, D. (1993).Perceptions of stigma: the parents of children with autism. *Sociology of Health and Illness*, 15, 102−120.

Ingersoll, B., & Hambrick, D. Z. (2011). The relationship between the broader autism phenotype, child severity, and stress and depression in parents of children with autism spectrum disorders. *Research in Autism Spectrum Disorders*, 5(1), 337−344.

Kim, J. A., Szatmari, P., Bryson, S. E., Streiner, D. L., & Wilson, F. J. (2000). The Prevalence of Anxiety and Mood Problems among Children with Autism and Asperger Syndrome. *Autism*, 4(2), 117−132. doi:10.1177/1362361300004002002.

MacNeil, B. M., Lopes, V. A., & Minnes, P. M. (2009). Anxiety in children and adolescents with Autism Spectrum Disorders. *Research in Autism Spectrum Disorders*, 3(1), 1−21. doi: http://dx.doi.org/10.1016/j.rasd.2008.06.001.

Mak, W. W. S., & Kwok, Y. T. Y. (2010). Internalization of stigma for parents of children with autism spectrum disorder in Hong Kong. *Social Science and Medicine*, 70, 2045−2051.

Tangney, J. P., & Fischer, K. W. (1995). *Self-Conscious Emotions*. New York: Guilford.

Rao, P. A., & Beidel, D. C. (2009). The impact of children with high-functioning autism on parental stress, sibling adjustment, and family functioning. *Behavior Modification*, 33(4), 437.

Rodgers, J., Riby, D. M., Janes, E., Connolly, B., & Mcconachie, H. (2012). Anxiety and Repetitive Behaviours in Autism Spectrum Disorders and Williams Syndrome: A Cross−Syndrome Comparison. *Journal of Autism and Developmental Disorders*, 42(2), 175−180.

Spiker, M. A., Lin, C. E., Van Dyke, M., & Wood, J. J. (2011). Restricted interests and anxiety in children with autism. *Autism*, 16(3), 306−320. doi:10.1177/1362361311401763.

Sweeney, P. D., Anderson, K., & Bailey, S. (1986). Attributional style in depression: A meta−analytic review. *Journal of Personality and Social Psychology*, 50(5), 974−991. doi:10.1037/0022−3514.50.5.974.

Weiss, M. J. (2002). Harrdiness and social support as predictors of stress in mothers of typical children, children with autism, and children with mental retardation. *Autism*, 6(1), 115−130.

Werner, S., & Shulman, C. (2013). Subjective well−being among family caregivers of individuals with developmental disabilities: The role of affiliate stigma and psychosocial moderating variables. *Research in Developmental Disabilities*, 34, 4103−4114.

White, S. W., Oswald, D., Ollendick, T., & Scahill, L. (2009). Anxiety in children and adolescents with autism spectrum disorders. *Clinical Psychology Review*, 29(3), 216−229. doi:http://dx.doi.org/10.1016/j.cpr.2009.01.003.

Zhou, T., & Yi, C. (2014). Parenting Styles and Parents' Perspectives on How Their Own Emotions Affect the Functioning of Children with Autism Spectrum Disorders. *Family process*, 53(1), 67−79.

第四章
重建亲子间安全的依恋关系

第一节　良好的亲子关系是儿童康复的关键

关于自闭症的具体发病机制，目前有很多理论假说。总体而言，学界并没有达成共识。基于对自闭症家庭的工作经验，我们提出，自闭症可能是婴儿期的创伤后应激障碍（详见第一章相关内容）。自闭症孩子在生理层面上就具有某些易感因素使他们容易受创伤，这大概是自闭症的生理基础。有研究发现，自闭症儿童的大脑呈现出局部区域的高功能状态。这种集中在新皮层和杏仁核区域的局部神经团高功能状态使自闭症儿童表现出高知觉（hyper-perception）、高注意（hyper-attention）、高记忆（hyper-memory）和高情感激活（hyper-emotional reactivity）的特点。自闭症的孩子会出现感觉超敏，比如有的自闭孩子对过往的大型车辆的声音异常敏感，每次有大车经过他都要捂住耳朵，嘴里大声哼哼以对抗大车的声音；也有孩子受不了空调外机的声音，尤其是经过大商场外面时，必须绕道走；还有的孩子会特别反感出租车中打印发票的声音，因此极其排斥乘坐出租车，即使天气很热，也宁愿坐公交车。由于感觉超敏，对正常儿童而言可以耐受的刺激，可能会让自闭症儿童感觉超载（Markram & Markram，2010）。因此，这样的孩子特别需要保护，需要稳定和安全的环境。意外闯入或被强迫接触的新鲜刺激可能引发其过度的焦虑反应。对于婴幼儿来说，父母是最重要的依赖对象。孩子需要和父母建立起安全的依恋关系，帮助他们去应对外界环境中的可能风险。然而，父母往往很难知觉到自闭症孩子的特殊需求，对正常孩子可行的养育方式可能并不适用于自闭症孩子。由此，如果孩子再经历一些明显的依恋期创伤事件，比如寄养、分离、经常更换照料者、家庭暴力、生病、意外伤害、照料者自身照料能力不足或有情绪问题等，那他可能会出现高警觉、回避等创伤后应激障碍的表现。这些症状跟自闭症的核心症状是高度重合的。

因此，帮助家长跟孩子建立良好的亲子关系是治疗的重点。父母要让孩子知觉到，他是被接纳的、被爱的，他所处的环境是安全和稳定的。这样，孩子的恐惧和焦虑才会慢慢平复，逐渐建立安全感，从而激发出社交动机。同时，在父母和孩子的互动过程中，父母的行为就是孩子进行社交活动的模板，孩子在和父母的交往中习得部分社交技能。有的父母会跟我说"他们的孩子不跟别人玩"。家长总试图强行把孩子放到同龄人当中，但孩子常常不跟他人有任何互动交流，这往往会让父母感到很委屈，因为他们要费很大劲儿才能找到愿意接纳他们孩子的玩伴。实际上，期待自闭症孩子迅速融入同龄孩子中并自动学会社交，是很不现实的。真正有效的社交学习，应该从与父母的良好互动开始。

我们的一项研究结果也证实了我们的治疗理念。通过对28个自闭症孩子家长的访谈我们发现，如果父母把亲子关系放在第一位，孩子会有比较放松的状态，自闭症症状也会有所缓解，而家长本身的心理状态也最为平和。相反，过度强调训练而担负了老师角色的父母则焦虑感很强，孩子或许能够学会一些行为技能，但情绪状态很差，不良行为症状没有改善（Zhou & Yi，2014）。在我们的咨询中，也能明显地观察到，父母和孩子的关系变好后，孩子的自闭症症状开始消退，无须强化训练，孩子的很多能力也能够逐步建立起来。

第二节　不良养育可能造成二次创伤

根据我们的假设，自闭症的症状是创伤后的应激反应。孩子出现自闭问题后，会产生高警觉的症状，对外界会更加敏感，这种超敏状态又使得孩子更容易受到外界的伤害，从而出现继发性的二次创伤。在自闭症孩子可能面对的压力源中，我们首先应该避免来自父母的伤害。如果孩子出现症状后，父母不能学会接纳孩子的症状本身，而是急于消除症状，那么就可能传达出对孩子非常多的不满，让孩子更加受伤。除了自闭症儿童的父母之外，其他抚养患有儿童心理疾病的孩子的父母都可能面临同样的问题。

避免打骂

自闭症孩子不听指令，有怪异的刻板动作，情绪激动时会尖叫，甚至自残，这些表现都会让家长很烦恼。有些孩子虽然开始进行行为训练了，但是态度上极不配合，或者进步很慢。这也会让家长非常焦虑。如果家长自己没有意识到处理自身情绪问题的必要性，就很有可能把愤怒和焦虑发泄在孩子身上。很多家长都表示，孩子表现不好的时候，会打骂孩子。有的家长甚至在公共场合，当着很多人的面打骂孩子。比如一位妈妈在访谈中说到孩子爸爸和孩子的一次争执：

　　受访者：他爸爸情绪出了问题，然后我儿子也表现得特别差。如果你对他严厉一点儿，他就会产生反抗行为。有一次出去玩的时候他没好好吃饭，他爸说了两句，他就动手了。以前从来没有这样过。

访谈者：他动手之后，您和您的丈夫是如何处理这件事情的？

受访者：我就把他拽走了，但他爸爸还要追着他打他嘛。然后，但是，因为很多人一起，跟着同事什么的一起出去玩的，就算了，别人就把他爸给拉走了。

这是一定要避免的情况。建立良好亲子关系的第一步，就是停止暴力，包括对孩子的体罚和言语攻击。

实际上，不管是自闭症的孩子还是正常发展的孩子，暴力管教都是不利于他们发展的。暴力管教对于矫正某个具体行为问题来说，也许是立竿见影的，但这种教育方式对孩子的心理健康损害很大。按照马斯洛的需要层级理论，体罚损害的是孩子的安全需要，这是相对底层的需要。如果这个需要无法满足，孩子就难以产生更高级的需求。言语攻击同样会损害孩子的安全感，还会损害孩子被尊重的需要，这样的孩子不容易建立自尊，会觉得自己是不好的、无价值的。国内外都已经有大量研究发现，暴力管教下的孩子抗压能力更差，在较小的压力情境下，就会有肾上腺皮质轴的过度反应（Heim，Newport，Heit，& et al.，2000），并且更容易出现抑郁、物质滥用等心理行为问题。这些问题会持续很长时间，甚至伴随孩子终生（Brown，Cohen，Johnson，& Smailes，1999；Silverman，Reinherz，& Giaconia，1996）。基于我们的假设，即自闭症状是创伤后应激反应，自闭症孩子更可能高估环境中的风险，对压力处理能力较差。如果这时候父母再暴力相向，那么孩子就更倾向于把自己封闭起来，回避人际中的风险。一位妈妈在访谈中反观自己教养行为的变化，发现当自己不打骂孩子之后，跟孩子的关系有明显改善，孩子的状态也有好转。

访谈者：您对孩子的态度是否有变化？

受访者：应该说有一些改变。在对孩子的态度和认识方面，会更加温和一些。之前会逼着他读书。我总是陪着他做作业，他做不好，时间长了我就会发火，也会出现一些过火的行为。他的状态越来越差以后，我们重新认识了他，就不再这样去对待他了。

访谈者：那您觉得您转变之后，孩子有变化吗？

受访者：应该有的。2011年六七月份他整个状态很不一样，十分清醒，他会说妈妈过去你不懂我，你怎么怎么样，幸亏你后来改变了。我现在也慢慢在注意怎么样去调整自己，这应该和孩子的改变是相关的。

　　父母打骂孩子的行为，很可能是代际传承的，即父母自己被养育的体验会在很大程度上影响他们对待孩子的方式。如果父母在小的时候常挨打，这说明他们的父母没有很好的能力去处理他们的负性情绪，他们也很难学会处理自己的负性情绪，同样难以接纳和处理孩子的负性情绪。打骂孩子是他们在愤怒、焦虑情绪下的自动化反应。因此，我们强调，父母在养育中要注意自省和反思，要先处理好自己的负性情绪。只有父母心态平和了，才能相对平和地看待孩子的问题。

　　在我们对自闭症进行干预的某个阶段，自闭症孩子的攻击性会上升，还会跟父母争权。这在多个案例中均规律性地呈现了。我们将此解读为一个康复的信号：说明孩子的安全感已经到一个水平了，他们开始试探父母对自己犯错误的容忍程度，观察父母对错误的处理方式，比如是否打骂他。如果这时父母没有使用暴力攻击，他就获得了安全感。在这一阶段，父母一定要采取更有策略的管教行为。给孩子引导和指令是必要的，但一定要以商量的方式进行，通过协商建立家庭规则，最好是让孩子感受到"我还是要管着你的（如要注意安全等），但也给你决定的空间"。这一阶段就更考验父母的"容错力"了，即对非原则性错误的容忍能力。

避免过度的行为训练

行为训练是现阶段对自闭症孩子干预的主流方法。很多自闭症孩子都在相关机构或在家里接受行为训练。虽然有研究证据支持行为训练对孩子的功能恢复有帮助，并且认为高强度的训练效果更好。但我们认为，在实际操作中，行为训练的效果不应该以损害亲子关系为代价。如果孩子和父母没有建立起安全的依恋关系，高强度的行为训练对孩子来说不仅无益，而且是有害的。因此，面对行为训练，家长要有自己的思考和评估。

首先，我不赞成父母自己对孩子进行强化训练。上一章已经提到，父母的角色和老师的角色是有冲突的。父母需要给孩子无条件的爱，才能让孩子感到被接纳。然而，ABA这类行为训练强调对正性行为的强化，这种强化基于操作性条件反射的原理，是一种有条件的关注。

其次，父母应该关注孩子在训练中的情绪，不能过度看重孩子进步的速度。在机构训练的孩子往往情绪不好，不愿意去。详细了解就发现孩子一天要上很多节课。这样的强度连老师都会疲惫不堪，更何况孩子。孩子在训练中被逼得太紧，承受很大的压力，必然会出现情绪问题。还有些孩子对训练项目不感兴趣，家长则强迫孩子去练习，这样亲子关系就会出问题。再有的情况是，某些训练项目对孩子来说太难，孩子在练习中会有挫败感。

这些情况下，孩子的进步会很慢，有些家长就失去耐心，会对孩子的表现表现出不满。孩子被批评时会感到不被理解，这无疑会损害亲子关系。因此，即使让孩子参与行为训练，也要保障他们的控制感。比如，允许孩子自己选择训练项目，以及允许孩子决定暂停训练。对于孩子感到很挫败的项目，也许是超过了孩子当前能力的极限，就应该考虑降低难度，而不是责备孩子。

其实很多行为训练的内容可以在日常生活中灵活地进行，最好找到孩子有兴趣的事情，在游戏中练习，避免用机械的方式强迫孩子。比如，感觉统合的练习可以用爬山、滑梯等游戏替代，让孩子体验到玩耍的愉悦而非训练的压迫，这样效果会最好。往往行为训练并不是必需的。或者在组合训练项目中挑选孩子喜欢的某几项，而不是刻板机械地执行所有项目。比如，我们在咨询中不会特意去训练孩子的语言能力，因为我们认为在亲子关系慢慢变好之后，父母用一定的技巧去引导孩子，孩子的语言会慢慢发展起来，不需要特殊的训练。

避免给孩子过高的要求

在孩子被诊断为自闭症之后，很多父母都会有一种要迅速"把他纠正过来"的心态，会急着把孩子往正常孩子的圈子里送，希望孩子能够在这样的环境中快速地正常化。给孩子找一些正常发展的玩伴确实是个帮助孩子建立人际关系的好办法，但是我们认为这一方法应该在亲子关系已经很好、孩子恢复到一定状态之后再用，而且应该在父母的保护和监管之下。如果直接把孩子送到幼儿园或者小学，孩子会面临很多新环境带来的压力，往往无法达到老师的要求，也很难被同伴团体接纳，甚至会因此遭受二次创伤。在我的一个咨询案例中，孩子在2岁3个月时出现了一些自闭症症状，于是妈妈把他送到了幼儿园，希望在有很多小朋友的环境中，孩子可以练习社交技能。然而，此时她的孩子还不具备独立吃饭和上厕所的能力，并伴有情绪和行为的问题，在幼儿园适应起来很艰难。幼儿园老师也没有足够的耐心照顾他，并且认为他"有问题"。这个孩子非常害怕老师，每天上幼儿园的时候都哭得很厉害。在此期间，他的自闭症症状越来越严重。在3岁确诊自闭症的时候，这个孩子已经完全丧失了语言能力。孩子和妈妈的关系不是特别亲近，我猜测把他推入幼儿园在某种程度上进一步损害了亲子关系。

父母决定让孩子上学的时候，需要做很多准备，以保证环境是安全的，让孩子产生对环境的控制感。如果孩子状态不太好，又是去正常孩子的学校上学，那么家长需要陪读，或者雇个人陪读，以保证孩子的安全。家长无须要求孩子立刻就能全勤上学，因为他在新环境中待太久可能会很焦虑。这时候要允许他可以只上半天课，或者选一些没有压力的课上，比如说音乐课和体育课。我曾经过咨询过的一个孩子在状态最差时一天只能上20分钟的课，而且是美术课。我们的处理是，先让他待在课堂中，能待多久待多久，然后就带离课堂。孩子能留在课堂的时间会慢慢延长。那个孩子在第二个学期就能上一到两节课，最后就能全勤了。这时候，父母又会出现一个新的、过高的要求，希望他在全勤的情况下，能尽量跟上课堂要求。父母还是应该降低期待，允许孩子在不想上课的时候可以离开，成绩并不重要。甚至即使孩子能上全天的课，也让他只上半天。孩子的情绪能得到休整，远比在形式上完成所有的课要重要得多。同时，父母还应该跟老师沟通形成共识，跟老师传递一个正确的期待，比如"我们不需要老师让他学到特别多的东西，学不学得懂也没什么关系，就希望小孩能够融入这个群体，觉得这个群体是安全的"。还可以在方法上给老师一些建议，比如如果孩子在课堂上哭闹，让陪读带孩子离开课堂，以不影响其他同学为主。父母为孩子做任何训练都应该遵循类似的方法，为孩子做好充分的准备，不做过高的要求，让孩子建立对环境的控制感。只有这样，孩子才能知觉到父母是在保护他和帮助他的。孩子觉得父母是可依靠的是亲子依恋的基础。

避免不良家庭氛围对孩子的影响

某些家庭原本就存在一些矛盾冲突。比如，父母之间关系不好、常闹矛盾，或者父母和祖父母或者外祖父母有矛盾。另外，如果父母和外界有矛盾却不能直接表达，那么就可能把这种攻击性带回家庭，指向孩子。还有些家庭，在应对自闭症的过程中没能进行很好的调整，出现了一些适应性的问题。无论是哪种情况，有冲突的家庭氛围、抑郁的父母对于孩子来说，都是不安全的刺激。在这种情况下，自闭症孩子通常会躲进自己的世界中，拒绝和他人互动。父母对于他们来说，也不是安全的依靠。访谈中一位妈妈谈到，孩子有一次看到爷爷和奶奶吵架，感到很害怕，马上就开始尖叫。

访谈者：孩子的状态会不会受家人的影响？

受访者：有吧，就是有一次爷爷和奶奶吵架了，他们都很激动，小孩子哭得很厉害。孩子在那几天情绪特别恶劣，很暴躁，经常尖叫，哭闹。就这么一次吧，从出生到现在。

访谈者：哦，大概是孩子几个月的时候呢？

受访者：嗯……大概是孩子17个月时。

访谈者：哦，就是孩子确诊后。当时爷爷奶奶吵了一次架，然后孩子就表现特别不好是吗？

受访者：嗯，本来那个时候家里人的情绪已经调整得比较好了，结果爷爷和奶奶吵了一次，然后我去劝架。爷爷火气比较大，劝到后来大家都哭了。我想当时对小孩子的伤害是特别大的。

因此，除了处理孩子本身的问题，父母应该注意处理好家庭中的其他问题，为孩子营造一个安全稳定的家庭氛围。

第三节　如何建立良好的亲子关系

大量研究认为，自闭症的孩子很难发展出安全的依恋关系（Naber et al., 2007；Rutgers, Bakermans-Kranenburg, van Ijzendoorn, & van Berckelaer-Onnes, 2004；Rutgers et al., 2007）。依恋关系是一个母婴互相强化的过程。在养育自闭症孩子的过程中，很多父母会感到很挫败，似乎无论怎么努力跟孩子建立联系，孩子都不予理睬。这样的情况下，父母会受到打击，再跟孩子互动时很难保持积极状态，有些家长甚至直接放弃了跟孩子积极互动。根据我们跟自闭症家庭工作的临床经验，我们认为，虽然自闭症孩子对人际交往有明显的回避倾向，但他们对父母的感受十分敏感，在知觉安全的情况下，是能跟父母良好互动的。自闭症孩子完全有潜力跟父母建立安全的依恋关系。而从干预的角度来说，重建良好的亲子关系是自闭症孩子走出封闭世界的第一步。总的来说，父母对孩子发出的信号反应越敏感，回应越到位，孩子形成安全型依恋的可能性就越大。一个温馨、和睦的家庭氛围同样利于孩子形成安全型依恋。对正常儿童来说有助于建立安全依恋的原则对于自闭症儿童同样有效。但自闭症儿童具有一些特殊性，需要父母在与其互动时更加注意帮助孩子规避风险、培养安全感，并传达出无条件的关注和接纳。

建立安全感

首先，父母要谨慎处理分离。对于婴幼儿来说，与主要照料者的分离是一个潜在的创伤事件。特别是对于安全感本来就很差的自闭症孩子来说，他们更需要确认关键的依恋对象是恒定、不会消失的。即使父母因为某些原因，必须跟孩子短暂分离，那么要在分离前做好准备和交接工作。父母需要给孩子一个保证，让孩子知道，爸爸妈妈是会回来的，并且要告知回来的具体时间，之后也要不断关注孩子的生活状况。当年有个妈妈来咨询，她经常要出差，她儿子5岁左右。我让她先在家里练习跟孩子待在不同的屋子用电脑视频聊天，让孩子知道她在电脑的那一边是存在的。出差前基本上和孩子形成习惯，妈妈会每天和他视频，他知道妈妈存在，不是在另一个屋子，是在其他的地方，而且妈妈会回来的。这个自闭症儿童症状比较轻，所以能够明白这里面的原理和逻辑，虽然学习过程比正常孩子要慢，但是还是能学会。如果可能的话，在孩子状况非常不好的情况下，父母还是要尽量避免和孩子分离。

其次，父母要处理好孩子独立和依赖的关系。自理能力的训练可能是自闭症孩子行为训练中的一项重要内容。让孩子学会自己独立做一些事情，确实能够减轻父母的负担。但在孩子跟父母的关系还不是很好的情况下，这项训练应该考虑推迟。因为亲密感和依赖感是和孩子的安全感相联系的。独立性在当孩子已经比较强大之后会自然形成。当他独立的需要没有形成之前，父母需要更耐心地照顾孩子，让孩子在这种被照顾中，体验父母的关怀和温暖。有个家长抱怨说孩子自己绑鞋带总是很慢，每次都让妈妈帮他。她很焦虑，觉得孩子太依赖自己了。其实，如果是绑鞋带这类小事，家长可以不用纠结于孩子"在这个时刻"必须做到，也许试验一下发现教不会，等半年再教都没关系，不行，就再等半年。切忌在孩子没准备好的情况下，强行教一些自以为必要的技能。如果孩子已经掌握了某些技能，但是可能反应很慢或者做得不到位，父母应有包容的态度。如妈妈着急去上班，没有时间等待他自己绑好鞋带，那就帮他做了。父母不应该在担心自己上班迟到的同时执着于孩子的自理能力。父母可以等到周末自己有空的时候，耐心地、心情愉悦地坐着等孩子自己绑，并且给他鼓励和适度的帮助。这样的话，孩子通过慢慢练习，就会逐渐自理了。如果父母在非常紧张、情绪又差的时候强制孩子自理，就会出现很多冲突，孩子也会因此出现很多情绪和行为问题。这会严重损害亲子关系。

第三，父母对自闭症的孩子应该更宽容。表现为可以容忍孩子犯一些小错误，在非原则问题上不跟孩子形成对抗关系。我咨询中设定的原则非常宽松：只要孩子不伤害自己和别人，不破坏非常贵重的东西（这要求父母不带他去可能破坏贵重东西的地方，自己家贵重东西藏起来，但不要试图教他规则，因为孩子没办法判断什么贵重），其他的错误都是可以容忍的，先把孩子的胆子练大。有时在孩子犯错误后，家长会很严厉，说类似"你再这样我就不要你了"的话，甚至把孩子推出家门，这些都会让孩子更加焦虑和恐惧。"被抛弃"对小孩子来说是极其可怕的，自闭症的小孩更是如此。自闭症的孩子特别在乎父母的看法，有时他们会刺激或（非暴力）攻击家长，比如说"不爱妈妈""杀死爸爸妈妈"。对此，家长需要保持一个不容易被击倒的形象。当年有个小女孩每次来咨询都说要杀了我，恶狠狠地。第一次这样的时候，她妈妈吓坏了，怕我反应过激会损害她孩子的心理。

其实在我看来，除了动手伤害人的情况，孩子的其他言行都在可以接受的范围。每次咨询这个女孩都来"杀"我一次，我要找出各种理由告诉她不能杀我，把这样的互动变成了一种对生命价值和人际关系进行解读的游戏。当然，孩子自己也害怕做错事会导致严重的后果，例如被惩罚。父母可以先给孩子一些预期，告知哪些情况会得到惩罚或哪些情况会有些"小惩罚"（比如之后一天不给买雪糕、不给玩游戏），这样的"预告"会带给孩子安全感。这样的惩罚是为了让孩子知道做错事要付出代价。孩子有时还会故意试探。渐渐地，孩子会明白打人之后的两天不能玩平板电脑里的游戏是一件挺不划算的事。需要注意的是，这种惩罚不能带来过度的恐惧——有些父母会诉诸暴力或者威胁用暴力——不然会损害孩子的安全感。

同样，孩子在训练中进步很慢的时候，家长也应该予以理解。我上大学的时候学弹吉他，教我的人有时会很不耐烦地抱怨我的学习速度。而刚学会的我去教另一个人时，我就很能忍受她学得慢，因为我自己对实际的速度深有体会。但因为我的老师技术已经很娴熟了，他早已经忘了自己初学时有多慢。同理，很多家长并不记得自己小时候从1数到100花了多少时间，他们以自己现在的水平审视孩子，不能容忍孩子的成长是一点一滴慢慢积累的，会质问孩子"你为什么做不到我这样的程度呢"。好父母的状态应该是宽容和接纳的：眼下做不好就做不好，慢慢就好了。这种心态是最重要的。自闭症孩子的进步很缓慢，甚至有时会出现停滞，如果父母没有足够的耐心，经常为孩子的"慢"而生气，那么父母就会给孩子留下恐惧感，会让孩子感到自己不被接纳，如此就没有安全和亲密可言了。

第四，父母需要维持稳定、强大的形象，让孩子感到自己是被保护的。在我的一次咨询中，一个孩子很担心有警察会来抓他。我了解到他爸爸认识一些警察，我就会让那个爸爸跟小朋友说："我认识所有警察，根本不会有人抓你的，我保证这一点。"爸爸要反复保证这件事情，说的时候一定要有气势。还有一次，一个孩子说他胃难受，哪儿都不舒服。他爸爸就是一个医生，我就会教他爸爸对孩子说："肯定不会有事儿的，我是很厉害的。即使有事儿，也能给你找到很厉害的人治好这些问题。"孩子在恐惧的时候，其实是需要一个"全能"的人物给他一个保证。父母在这种时候就一定要非常强势，让孩子心理能够安定。父母在孩子面前最好不要做出"很受伤"的样子，父母越脆弱，孩子就越可能夸大风险。父母也不要在孩子面前显示他们因搞不定孩子而感到的困扰，孩子会觉得父母是无能的、不可靠的。有些父母在自己很沮丧的时候，会跟孩子说"如果你再这样的话，妈妈就可能生病死去"，诸如此类。如果小孩当真，就会感到很不安全。

　　有些自闭症的孩子在遇到困难的时候，会向父母求助。这是一个建立良好关系的好机会，父母一定要及时提供帮助。我曾经遇到的一个孩子，犯了个小错误，他妈妈骂他，他就去找爸爸告状。我认为这时爸爸是应该帮他的，爸爸妈妈甚至可以事先商议，私下达成共谋，演一出戏。比如，爸爸可以帮着"控诉"妈妈，描述妈妈哪里做得不对，哪里让孩子不满了。当然了，这要父母事先达成默契，否则很可能变成夫妻之间的一场战争。如果让孩子感到自己有依靠，在家里可以找到支持者的话，孩子会对爸爸妈妈有更安全的依恋。有一个自闭症男孩特别喜欢关姥姥姥爷的电视，最开始姥姥姥爷觉得妈妈在惯孩子，对孩子的行为很不满，会想要约束孩子。后来妈妈给姥姥姥爷讲清道理，告诉他们这是孩子要控制感，而且这样的小恶意、小破坏是可以被接纳的。最开始孩子是亲自用遥控器关，现在是喊一声"姥爷关电视"，姥爷耳背有时会没听到，妈妈就会再喊大声些说"姥爷关电视"，姥爷马上就会配合。妈妈对姥爷说，我们到另一个屋你再打开。这种时候也要安抚一下老人。在这个事件中孩子能感受到妈妈是他的支持者。

　　第五，帮助孩子规避风险。自闭症孩子的不安全感很强，到新的地方会因为未知感到害怕。在任何陌生的环境里，孩子都会高估风险，反应很激烈。因此，如果父母需要带孩子去新的环境，就应该做好准备，让孩子知觉到他是被保护的，不会发生危险。比如让孩子上学这件事。父母事前要思考，如何保证孩子在学校的情绪良好，确保人际方面没有风险，然后要采取各种措施来达到目标。父母请陪读（尽量不要父母陪读，和别的小孩比较会让父母心态不好，陪读在这方面问题不大）就是对孩子的一个保护，能让孩子在新环境中获得安全感；同时还需要跟校方沟通，对孩子降低要求，按照正常发展孩子五分之一或者十分之一的要求对待他。只有做到这些准备，孩子在学校的状态才会是放松的。再比如，孩子状态好些的时候，父母会希望孩子跟正常同伴有一些互动，发展社交能力，这也需要考虑到其中的风险，进而帮助孩子规避风险。最开始的时候，父母可以陪孩子多在小区楼下走动，无须立刻让孩子加入其他孩子当中，仅仅是陪他围观别的孩子玩耍。观察学习也是我们获得新知识技能的重要方法。如果孩子特别想参加某个团体，但是家长能意识到孩子当下的水平不足以参与其中，可以找个借口把他拉出来，说"有点累了，休息一会儿"，让孩子只是在旁边观摩，防止他在游戏过程中因适应不良感到挫败。如果孩子已经可以跟同伴做一些接触了，父母应该在孩子与别的小伙伴接触时充当一个缓冲器，以防孩子在游戏过程中对别人有攻击行为，同时也避免自己的孩子被攻击。

　　除此之外，还需要考虑孩子在学校是不是会受欺负。很多研究表明，自闭症的孩子更可能成为霸凌的对象，并且更可能因为受欺负而出现创伤反应（Hoover，2015；Kerns，Newschaffer，& Berkowitz，2015）。这里面有孩子自身的因素，他的表情和动作会透露出他的紧张、焦虑和退缩。这些特征决定了在同龄人眼中，自闭症孩子是好欺负的。如果父母担心，就应该考虑请陪读以规避此类情况。另外，父母还需要跟老师说明情况，让老师能心中有数并积极应对。一位妈妈谈及看到自己的孩子在幼儿园被别的孩子打的情况：

　　　　"我现在就觉得，有的人怎么那么没礼貌。那天在幼儿园，有两个孩子就打了我儿子。我就想，这个家长是怎么管理自己的孩子的。我也不可能叫我孩子还手，只能把他带走。后来我就带孩子在幼儿园里玩。有两次，我发现那两个小孩在打他的时候，他会挡，会躲了。我觉得也行，他就算是挨打，我也不去管他了，以后就让他自己去想自己该怎么办。"

　　我们不赞同让孩子自发地想办法保护自己。如果家长看到孩子被欺负，最重要的是要在第一时间制止，要去跟打人者说："不能打阿姨的儿子。"这样孩子就知道他是被保护的，他会感觉很安全。只要看到有被打的迹象，就应该理直气壮地大喊制止，这样，别的家长也会制止自己的孩子。

父母如果带孩子外出，需要评估孩子在环境中的安全性。自闭症孩子不喜欢人多的场合。这种场合刺激太多，他们容易出现感觉超载，会感到焦虑。比如年节亲友串门的场合，就不适合自闭症孩子。另外，父母也应避免让孩子处于狭小的空间。根据我们的观察，自闭症孩子对空间的要求比较高，相对较大的空间会让他们更舒适，应避免密闭环境。父母在对环境的安全性没有把握的情况下，应避免去这样的地方。如果孩子在公共场合出现不适，要尽快带孩子离开现场，而非指责孩子的表现"不得体"。如果孩子接触到不熟悉的人，这个时候不要逼迫孩子进行一些社交或者对话，孩子可能已经紧张了。父母要做缓和气氛的人，尽量能先安抚孩子，而不是把重心放在让外人满意这一点。父母很多时候特别希望其他人能接纳自己的孩子，就会对自己的孩子有人际要求，但对于自闭症的孩子来说，这些要求都是不切实际且压力巨大的。父母处理不当会导致自闭症儿童进一步的社交退缩。如果带孩子去见其他亲友，父母可以提前告诉孩子，他是否与亲友说话看他意愿，如果不愿意，父母应该跟别人说："我们小朋友今天不想说话。"父母在表达时要轻松灵活，让孩子觉得没什么风险，降低孩子的压力。很多情况下，当小孩跟他人交流不顺的时候，家长会很紧张，会纠正甚至强迫孩子。这样一来，小孩的状态就更差了。家长应该给孩子一个安全的空间，保证孩子喜欢当下的环境。孩子其实会对环境有观察。如果孩子本身会说话，那么在安全的环境下，他会慢慢开始说话，即使不说话也不是什么灾难性的事件。总之父母在这些人际接触中要把让孩子感到安全这件事放在首位。

　　规避风险还表现在，当孩子着手做一件事的时候，家长应先"打预防针"，让孩子不用在意完成的结果，从而避免孩子产生焦虑和挫败感。家长可以跟孩子说："这件事比较困难，不一定能做得很好，要慢慢来""妈妈在你这个年纪还不一定做得比你好呢""你才刚刚学习这部分，没做好才正常嘛，不可能一上来就做好"。让小孩子知道即使结果不好也不值得焦虑，更不会因此丢人。让他知道别人也不一定能做好，让孩子心态能够放平。有些父母正好把这些事情做反了。有一个自闭症孩子的家长，她带着儿子到游泳池，正好看见一个比他儿子小一些的正常小朋友，游泳特别好，就对儿子说"你看他游得那么好，你怎么什么都不会。"我问家长，她对儿子说这话的动机是什么，她说是要激励儿子。但是她儿子根本就没学过游泳，那个孩子可能学了好久。我让家长有空问那个孩子学了多久，然后让他儿子旁听，再解释给他儿子说，他不会游泳很正常，人家学了好久才学会的。家长切记对于有自闭倾向的孩子来说，他们本来就退缩，千万不要还没开始就打击孩子，让孩子又缩回到壳中。

第六，保证养育环境和教养行为的稳定。在孩子小的时候，养育的环境和主要照料者最好能够保持稳定，不要频繁更换。孩子需要在稳定的生活中去寻找到规律，从而建立对环境的安全感。尤其对于有自闭症倾向的孩子，往往他们熟悉一个环境以后就特别不愿意环境发生变动。每一次的变动都可能让孩子压力巨大。在我的咨询案例中，有个妈妈因为自己工作的关系以及和孩子爸爸的关系出现裂痕，把孩子在自己身边和孩子外婆家之间来回送，后来又把孩子送去幼儿园。我们推测孩子很不稳定的状态跟这种频繁变换的环境是有关的。

除了生活环境，父母的教养行为也应该是稳定的。孩子会根据父母的一贯表现，去推测什么样的行为会引起父母相应的反应。这种可预测性和安全感相关。例如，孩子会根据自己之前犯错误时父母的反应，来推测在做了某件"坏事"之后，父母是不是会生气，是不是会对自己有惩罚。然而，如果父母给的信息是不稳定的，孩子就很难建立起对环境的控制感。比如，有个家长说，她时而非常宠溺孩子，但心情不好的时候又会打骂他。这种两极化的抚养方式对孩子来说是不安全的，孩子会觉得妈妈时好时坏。对很小的孩子来说，很难把这两种行为整合起来，可能会对妈妈的行为感到很困惑。应对这样的妈妈，对于正常孩子都很难，对自闭症孩子来说就可能变成不可完成的任务，他们会更加自闭，躲到自己的保护壳中。

第七，父母要注意管理自己的非语言行为。非语言行为包括表情、语音语调和肢体动作。非语言行为能够有效传递情绪信息，并且可能比语言传递的情绪信息更加真实可感。虽然自闭症孩子似乎不看人，也不关注他人的情绪，但我们在临床中发现，这些儿童并不处于隔绝外界情绪刺激的状态，反而会对父母的情绪状态十分敏感。孩子偶尔也会看父母，虽然时间极短，视觉角度也不一定如正常儿童那么好，但还是可以评估出父母的表情。如果照顾者的表情不好，比如总是哭丧着脸、很愤怒或者很沮丧，那说话语气也一定不会好。其实孩子是有所知觉的。如果因为家长消极的表情感到焦虑和恐惧，那么他们就更不愿意互动了。很多自闭症孩子跟人没有正常对视。他们比较害怕看别人的眼睛。如果父母想要让他康复，那么在和孩子眼神交流时眼睛里传递出来的信息一定要有吸引力。家长的眼神如果没有吸引力，那孩子就不喜欢看家长，所以眼神的练习也是重要的，需要从内心发散出对孩子无限的欣赏。大家可以去观察，当一个人在训斥孩子的时候，他的眼神是什么样的。当孩子看到父母眼神中的敌意和焦虑时，会感到害怕，感到不安全。因此，父母除了要传递让人安心的语言信息，还要传递令人安心的非语言信息，让孩子觉得安全。在一个咨询案例中，自闭症孩子很喜欢开水龙头玩水。父母会在语言上强调"别玩水了"，可是并没有什么效果。爷爷的处理方式就很好，每次孩子开了水龙头，爷爷会像玩游戏似的拦住他，并且笑着把水龙头关掉。他们要重复这样的行为很多次。爷爷的一系列非语言行为可以更具体地告诉孩子行为的对错。这其中充满善意，往往比语言上的苛责更有效。实际上，孩子确实跟爷爷的关系最好。在另一个案例中，自闭症小孩喜欢玩水，父母会配合他，在卫生间玩水，甚至会把水泼在地上，让孩子光脚踩水玩，只要提醒他不要摔倒，或者眼疾手快去救援，尽量不让他受伤。这样的互动非常利于亲子关系，孩子能从父母的表情和语言中读出他们接纳自己有些顽皮的行为，在不危险的情况下允许他自由试探外界环境。

给孩子控制感

对于养育自闭症倾向的孩子来说，非常重要的一点是，要让孩子对自己的生活有预期，有控制感。控制感意味着交给孩子一定的决定权，在一定范围内他能做自己喜欢的事，能自己做主。

有个家长跟我说，他的孩子"很不听话"，家长越要求他的事情他越不爱做。孩子这时候其实就是在要求自主性和控制感。对此，家长应该少要求，不去布置太多任务，而是在他喜欢做的事情中去寻找他可以完成的任务，把玩和学结合起来。比如上幼儿园这件事，父母可以跟孩子商量："今天去幼儿园好不好？"如果孩子说"不好"，那不去也行。可以事先和他商量好，告诉他因为妈妈比较忙，不能每天都陪他，但是一周有一到两天可以不去幼儿园，他可以选哪天不去。如果父母让孩子觉得他的意见在一定程度上能够被采纳，那么孩子在有需求的时候才会愿意和父母说。家长对于孩子表达出的拒绝应该积极看待，孩子表达出的想法即使是"不愿意"，那也是向好的方向迈进了一步。有很多家长会抱怨孩子不会分享。实际上，在孩子的正常发展中，"自私行为"是孩子能够理解"你""我"差别的标志。他们需要标定一件物品的所有权，并且确定这个物品还存在不会消失。孩子需要有能力控制自己的物品。因此，父母不要过早地要求孩子去分享，有时候这种分享对孩子来说意味着丧失感。列举一个具体情境中的积极做法：父母在别的孩子来做客之前，跟自己的孩子商量，询问他是否让其他小朋友玩他的玩具，其中他不愿意给别人玩的或怕玩坏的，可以"藏起来"。家长还要强调那些被分享的玩具只是在家暂时给别的小朋友玩，并不会被带走。如果孩子不愿意把玩具借给别人玩，家长应该尊重孩子的意愿。

控制感还意味着让孩子对他的生活有预期。一个家长曾有疑问，孩子在外面玩不愿意回家，这种情况要怎么解决？我会建议父母跟孩子约定一个时间，在要到约定时间前半个小时就进行提示"我们要走了呀""快走了呀""再过十分钟咱们就走了"，让孩子有预期，情绪上有准备。即使对于正常孩子，我们也不能够抱起来就走。可以提前询问他想要延长多久。在小范围内家长可以退让，这样能维持孩子的好情绪，孩子也会有自己争赢的感觉。一般这样试探几轮过后，孩子离开时虽然也还是会有些情绪，但多半在可控的范围内。如果时间一到，玩耍必须停止的话，孩子的情绪就可能失控。

往往家长在养育孩子的时候，会有一个比较僵化的框架，孩子的行为必须符合他既定的或者社会一般规定的标准。即便在孩子难以适应的情况下，父母也会选择强迫孩子去适应，而不是为孩子争取特殊空间。这种僵化和固执其实恰恰跟自闭症的刻板表现有类似之处。也许自闭症儿童父母身上也会有类自闭症的人格特质。这也许跟父母早年在原生家庭被养育的方式有关。如果一个人的父母控制欲很强、十分严厉，那么当这个人做父（母）亲后，他（她）很可能延续自己父母的养育风格。自闭症的一个表现就是坚持自己既定的规则，不予退让。如果父母也是框架僵化、毫不退让的姿态，那家庭中的亲子互动质量不可能好。有位来访者说，孩子平时上幼儿园都是妈妈送的。有一天早上，孩子突然想让爸爸送一次。但爸爸认为不能惯出他这随性的毛病，然后就骑自行车走了。爸爸认为，"由妈妈送孩子去幼儿园"是一个既定方案，孩子必须照着去执行，如果打破就觉得不适。然而，这种不配合的行为其实是对孩子的情感拒绝。即使爸爸当天早上真的有急事送不了，也可以跟孩子商量，比如让孩子下次预约第二天送，这就不会成为简单的拒绝。否则，孩子下次就不愿冒着被拒绝的危险提出要求了。

　　本章介绍了我们在自闭症家庭治疗中的第二个干预要点，即帮助父母与孩子重建安全的依恋关系。根据我们对自闭症的创伤后应激障碍假说，亲子安全依恋修复首先是帮助孩子建立安全感，这是让孩子产生探索外部世界的动机的关键点之一。同时，这一方法直接针对社交功能障碍这一自闭症的核心症状。其次，在亲子互动中让孩子获得对生活的控制感是建立安全依恋关系的关键点之二。我们相信，让孩子愿意与父母交往，首先，父母要做到位，使孩子在和父母交往过程中感觉到父母是安全的，生活是可控的，从而将与父母之间的人际交往技能泛化到和其他人的交往中。因此，孩子能和父母建立安全的依恋关系才是其发展社交技能最安全也是最可及的方式。

参考文献

Brown, J., Cohen, P., Johnson, J. G., & Smailes, E. M. (1999). Childhood Abuse and Neglect: Specificity of Effects on Adolescent and Young Adult Depression and Suicidality. *Journal of the American Academy of Child & Adolescent Psychiatry,* 38(12), 1490−1496. doi:https://doi.org/10.1097/00004583−199912000−00009.

Heim, C., Newport, D., Heit, S., & et al. (2000). Pituitary−adrenal and autonomic responses to stress in women after sexual and physical abuse in childhood. *Jama,* 284(5), 592−597. doi:10.1001/jama.284.5.592.

Hoover, D. W. (2015). The Effects of Psychological Trauma on Children with Autism Spectrum Disorders: a Research Review. *Review Journal of Autism and Developmental Disorders,* 2(3), 287−299. doi:10.1007/s40489−015−0052−y.

Kerns, C. M., Newschaffer, C. J., & Berkowitz, S. J. (2015). Traumatic Childhood Events and Autism Spectrum Disorder. *Journal of Autism and Developmental Disorders,* 45(11), 3475−3486. doi:10.1007/s10803−015−2392−y.

Markram, K., & Markram, H. (2010). The Intense World Theory−A Unifying Theory of the Neurobiology of Autism. *Frontiers in Human Neuroscience,* 4, 224−224.

Naber, F. B. A., Swinkels, S. H. N., Buitelaar, J. K., Bakermans−Kranenburg, M. J., van Ijzendoorn, M. H., Dietz, C., & van Engeland, H. (2007). Attachment in Toddlers with Autism and Other Developmental Disorders. *Journal of Autism and Developmental Disorders,* 37(6), 1123−1138. doi:10.1007/s10803−006−0255−2.

Rutgers, A. H., Bakermans−Kranenburg, M. J., van Ijzendoorn, M. H., & van Berckelaer−Onnes, I. A. (2004). Autism and attachment: a meta−analytic review. *Journal of Child Psychology and Psychiatry,* 45(6), 1123−1134. doi:10.1111/j.1469−7610.2004.t01−1−00305.x.

Rutgers, A. H., van Ijzendoorn, M. H., Bakermans−Kranenburg, M. J., Swinkels, S. H. N., van Daalen, E., Dietz, C., & van Engeland, H. (2007). Autism, Attachment and Parenting: A Comparison of Children with Autism Spectrum Disorder, Mental Retardation, Language Disorder, and Non−clinical Children. *Journal of Abnormal Child Psychology,* 35(5), 859−870. doi:10.1007/s10802−007−9139−y.

Silverman, A. B., Reinherz, H. Z., & Giaconia, R. M. (1996). The long−term sequelae of child and adolescent abuse: A longitudinal community study. *Child Abuse & Neglect,* 20(8), 709−723. doi:https://doi.org/10.1016/0145−2134(96)00059−2.

Zhou, T., & Yi, C. (2014). Parenting Styles and Parents' Perspectives on How Their Own Emotions Affect the Functioning of Children with Autism Spectrum Disorders. *Family process,* 53(1), 67−79.

第五章
对自闭症儿童的正性养育

第一节　读懂孩子的行为和需求

识别孩子需求，了解症状功能

识别孩子的需求，是家长能够给出正确反应的前提，这对建立安全依恋关系以及给予孩子正确引导都十分重要。跟正常发展的孩子不同，自闭症孩子的需求有时候比较特别，表达需求的方式不够直接，因此，父母在识别孩子需求方面有一定难度。有些家长可能会说："这孩子没有任何要求。"然而，如果家长足够敏感，或者跟孩子待在一起的时间足够长，就会发现，孩子其实是有要求的，并且会给父母发出一些信号。比如，一次咨询中，一个自闭症孩子进到咨询室里，先哇哇哭了一阵儿，要求妈妈抱着他，他把脑袋靠在妈妈的头上。妈妈特意转过来，以便让我可以看到那个孩子。当时，孩子的反应是把脑袋挪到另一边，可以看出他那个时候的需求是不让我看他的。我就跟妈妈说："你转过去，别让孩子看到我。"又跟那个孩子说："阿姨不看你，你不用害怕。"那个孩子立即就感觉自在了，不怎么哭泣了。还有一次，我在户外跟一个家庭做咨询。那天孩子踩着树干要往上爬，看上去有点吃力，但是孩子并没有主动寻求帮助，也没有哭闹。这时候需要我们足够敏感，跟孩子换位思考：如果我在这个情境下，我会有什么需要？孩子妈妈当时没有反应，我就跟他妈妈说："你扶他一下。"妈妈赶紧上前扶他，这个孩子就很高兴，他觉着别人能读懂他。因此，读懂孩子的需求，需要父母认真关注孩子的表现，也需要父母有换位思考的能力。

还有一种情况，父母可能知道孩子的需求是什么，但是有意不满足孩子。比如，在父母的行为不符合孩子意愿的时候，孩子就会哭闹。孩子哭闹的时候，就在表达他的要求。在特定情境下，家长一般都能知道，孩子想要用哭闹来争取什么。但有些父母可能会觉得，孩子用哭闹表达需求的方式是对父母的"要挟"，并且会担心如果在哭闹的时候满足孩子，哭闹行为会被强化。但在我们看来，在孩子哭闹的时候满足孩子，后果没有家长想象中那么严重。相反，对于自闭症孩子来说，我们可以把这种需求的表达当作一个切入点，告诉孩子，他的要求是有效的，帮他获得一点儿控制感。因此，如果孩子的需求不违背基本原则（不伤害自己，也不伤害别人），家长基本上是可以满足孩子的。比如一个找我长期咨询的自闭症孩子的妈妈，她后来学会经常和孩子说"是"而不是说"不"。她举了一个例子，她儿子很喜欢喝雪碧，她也不希望儿子喝雪碧，但是每回孩子要求喝雪碧，她都说可以，给儿子倒一瓶盖那么多的雪碧，她儿子觉得妈妈每次都答应他的要求。父母满足了孩子之后，可以稍微暗示一下："你看，我是愿意满足你的。但是，你哭的时候，我不容易明白你是什么意思。如果你说出来的话，我就明白了，你就不用哭了。"记得这只是暗示，不是逼迫，下次孩子会不会说出来都没关系，要让孩子感觉和父母交往没有负担，没有太多附加条件。慢慢地，孩子会明白，自己对父母是可以有要求的。孩子对父母的需求是建立良好亲子关系的基础，也是我们干预亲子关系的突破口。为了不让哭闹这种行为被强化，父母还要掌握孩子的信号，比如什么时候他要开始哭了。我们可以提前一步满足孩子，在孩子表情稍微不好的时候就问他是不是有什么样的要求了，这样孩子就不需要通过哭闹来表达了。当孩子的需求被正确识别并且满足之后，孩子的状态就会比较好。

要读懂自闭症孩子，还应该了解自闭症相关症状背后的情绪和心理需要。在眼前进行手指扑动、反复开关门这类刻板行为可能是孩子应对焦虑的方式。在这些重复动作中，自闭症孩子能够获得控制感，而获得控制感也能加强安全感。因此，孩子在做这些刻板重复但无害的行为时，父母最好不要过多限制他。因为孩子做这些行为的愿望是很强烈的，如果父母强加阻止，会损害孩子对自己生活的控制感，从而引发强烈的不安全感。即便通过父母的强制能够让某一个症状消失，但并不能减轻孩子内心的不安和焦虑，孩子会发展出新的症状代替原有症状。父母应该容忍这些表现（只要这些表现没有危险性），让孩子玩个够，还可以在孩子玩耍的时候跟他交流。比如，有的家长说孩子会重复地看某一集动画片。这个过程中家长也可以加入进去，在观看时跟孩子描述："这个小朋友又出来了，火车又开了。"父母可以把语言嵌进去，这对孩子的语言发展来说也是一种刺激。

第二节　接纳症状，调整期待

我们一再强调，对自闭症孩子的干预重点首先是帮助孩子重建安全感，之后才是提高各项能力。父母要有打持久战的准备，把改变的期待尽量放低，而把亲子关系放在第一位。父母接纳孩子的状态，对孩子的发展有一个客观的期待，这对孩子以及父母的身心健康都是非常有益的。当孩子慢慢在养育中获得安全感，父母可以帮助孩子学习各种技能。而在学习的过程中，父母同样需要降低期待，循序渐进，让孩子在学习中体验成功，而不是总受挫。

父母要做到接纳孩子的症状，前提是父母已经充分认识到症状背后的心理需求，以及症状的功能。如果父母没有真正意识到这一点，假装宽容是会被孩子识破的。父母什么样的表现是能够让孩子知觉到被接纳呢？我们可以举两个例子。很多自闭症的孩子会来回跑动，这个行为有时候可以降低焦虑、释放能量。很多父母觉得这个行为重复且无意义，总是想去制止，这显然不是接纳的表现。我会要求父母心平气和地看着孩子跑，而且坐在一个让孩子可以看到父母的角度，要让孩子感觉到父母对他的关注和爱。即使在这种情境下，父母也要表现出对孩子的接纳。孩子偶尔会瞟父母一眼，能看到父母的表情。父母的表情往往决定了之后孩子还要不要与其进行眼神交流。再比如，有的孩子喜欢看不同的地砖，到哪儿都是看地砖。父母能不能做到满足他，陪他到处看地砖，让他玩个痛快？父母可以跟孩子说："这个地砖很好看，我们在这儿玩会儿。"然后陪他玩，时间差不多的时候，父母可以说："明天我们还可以来这儿玩。"这样孩子会发现父母是可以读懂他的，知道他喜欢做这件事情。当孩子的需要被满足，知道他下一次还有机会玩，他也可以慢慢放弃对这些狭窄兴趣的执着。这也是父母和孩子建立关系的方式，孩子会在这个过程中感受到父母的好。

我们在咨询中发现，孩子表现不好的时候，父母的状态很容易受影响，也容易出现不合理的期待。比如，孩子表现出情绪问题的时候，家长常常容易因此失控。比如，孩子会尖叫、跺脚、大哭，满地打滚，这种场面确实很考验家长的耐心。家长往往会说："他为什么非要这样呢？为什么就不能用语言表达呢？"家长应该注意，语言的康复是比较慢的，过早要求孩子用语言表达是不现实的。家长要尽量摆脱负性情绪的影响，更客观地看待孩子的表现。父母可以通过向孩子描述"发生了什么事情""为什么你生气了"，猜测到底什么事情导致了孩子的不良情绪。父母的猜测越准确，孩子的感觉越好。这里强调的不是家长问孩子有什么情绪，要求孩子解答，因为孩子不具备这种能力。家长这样的描述可以帮助孩子将情境语言化，推进孩子的语言学习进程。又比如，孩子在行为训练中表现不好的时候，家长容易着急。其实在训练中总是达不到要求，孩子自己也会有挫败感，会感到压力。这时候孩子需要的是来自家长的接纳、安慰和鼓励。如果家长在这时候严厉地苛责孩子，孩子会有被父母"背叛"的感觉，找不到安全的依靠，有损亲子依恋关系。家长应该注意观察孩子在训练中的表现。有些项目孩子很容易挫败，家长就要很小心，放缓进程，等过一段时间再试探。如果孩子能力达不到，父母需要耐心等待，而不是让孩子拼命练习不会的项目。从我们的临床经验来看，我们并不支持这些训练，但是因为训练是主流，家长也不会轻易放弃，所以我们说的这是针对训练的指导原则。

有时候，当孩子状态慢慢变好，家长会很欣喜，也容易因此产生过高的期待。这种情况在我们的咨询中时有发生。比如，父母觉得孩子最近一段时间跟父母的互动质量有所提高，开始会跟父母交流了，父母就希望进一步推进孩子人际关系的发展，想让孩子学习跟同龄人互动。这个期待没有问题，但要注意跟孩子协商好，并且慢慢推进。在孩子没有准备好去接触别的小朋友时，也不要强硬推动他，可以先带他在旁边观看其他小朋友玩。适时地询问他是否愿意加入，如果孩子不愿意，那表示他还没有准备好，父母不要勉强。父母不要期待孩子最开始有多少同龄朋友，而是应该减少孩子的人际接触，先改善孩子和父母及其他抚养者（比如祖父母或外祖父母）的关系，再改善孩子和其他熟悉的成年人的关系，如此慢慢扩展交际范围。一个妈妈说，孩子到楼下小卖部会主动说要什么，她很高兴，想带孩子到大的超市，去做生活泛化练习。这确实是一个可以试探着去学习的机会，但要注意的是，孩子在小环境中适应很好，不代表在大环境中也可以很快适应。家长需要一步一步来，可以先试试带孩子到中型超市，而不要马上到一个太大太乱的环境中。此外，家长要预见到孩子在超市里可能是会出点问题的。面对问题家长要学会放松，即便孩子尖叫几声，也不要紧张。如果父母的状态不好，孩子之后可能就不敢到这个环境中了。再比如，孩子恢复得不错，又到了上学年龄，家长考虑把孩子送到幼儿园或者小学。这时候家长也应该放低期待，不要期望孩子能在学校学到多少知识。我们的首要目标是保证孩子的安全，以及发展孩子跟同学及老师的关系。对自闭症儿童来说，人际关系要比学习成绩重要得多。

第三节　识别兴趣，因势利导

我们强调父母对孩子的接纳和宽容，并不是说容忍孩子总是停留在低能力的阶段，而是说要更有技巧地引导孩子，从孩子的兴趣入手，拓展孩子的能力，让孩子在愉快轻松的氛围中发展技能。

兴趣是最好的突破口

兴趣是一种内在动机，以认识和探索外界事物的需要为基础。孩子产生自发性的兴趣，这不仅是对其进行行为引导的好时机，也是建立良好亲子关系的好机会。自闭症孩子的兴趣有时候很奇特。比如，有的孩子特别喜欢看公共汽车，有的孩子特别喜欢坐电梯。父母可以试着给孩子创造机会，陪着他们去看公共汽车，或者去坐电梯。虽然这些兴趣看起来很"自闭"，但只要父母和孩子一块做这些事情，父母就可以跟孩子建立一种联系，孩子会知觉到父母接纳他们的爱好，并且愿意帮助他们满足愿望。

在这个过程里，父母还可以借助孩子的兴趣，尝试去发展孩子各方面的能力。比如，孩子喜欢摆一大长串东西。那父母就陪着他，在他需要一个什么东西的时候，可能递给他两样东西，说："你要不要这个红的呀？我这里还有个绿的，你要选哪个呀？"这样就让孩子能有机会和父母建立起联系。同时，父母在陪孩子玩的时候，还可以偶尔去描述一下孩子在做什么，因为孩子那时候有兴趣，注意力集中在他的活动上。这时候他吸收语言的效果是最好的，隔一两分钟去描述孩子在做什么，这样孩子可以把他的动作和你的语言匹配起来。还有个孩子很喜欢抖纱巾，他妈妈很烦恼，觉得这个行为有问题。抖纱巾也不是什么危险活动，我就要求家长带着好的表情看着孩子，就好像他在玩一个很好玩的游戏，不时描述一下，比如"你已经抖了好几圈了哦"。要用很感兴趣的语气去描述，让孩子能够在语言和动作之间建立一些联系。家长甚至可以准备很多颜色的纱巾，顺便教孩子颜色，将一些知识点藏在语言中，让孩子在感兴趣的事件中学会这些知识和语言，即使孩子没有学会，家长也没损失什么，也不会破坏亲子依恋关系。

　　我们希望尽可能多的练习是在孩子有兴趣的生活化场景中进行的。曾经有个妈妈描述过她和孩子在做饭时的互动，我认为这很值得大家借鉴。她的孩子有段时间喜欢看她做饭。她说："我就给他搬把椅子，他就站椅子上在厨房门口看。然后每次做菜他就站在那里看，特别开心。他不主动交流，有时候会自己说'炒菜，妈妈在炒菜'。我就和他，说'妈妈在切土豆，把土豆切成了一片一片的，''你看我又切成什么样了？'他会回答'一条一条的'。我们会有一些简单的对话，因为他感兴趣，所以能够持续下去。"这就是很好的生活化的互动练习。

　　我们做咨询也是去慢慢摸索孩子的动机和兴趣，然后以此为突破，去做更主动的工作。一个孩子妈妈跟我说："孩子现在最有兴趣的是找好吃的。"那么父母就可以发掘他的这个兴趣，并进行拓展。比如说，妈妈可以逐渐建立一个固定主题：每天带孩子去某个地方，就买一样东西。如果他想吃口香糖，你每天带他去某个超市买回来一小包口香糖，可以挑他最喜欢的。你每天去超市买这一样东西，你买完让孩子抱着走。孩子慢慢就会知道，下次想吃什么东西的时候，就会找你上超市。从这个活动中，孩子也可以学习购物行为，知道需要有人付钱，才可以拿回想要的东西，但是不一定要求他亲自付钱，他的监护人付钱就行。他这时只需要知道有付钱的规则就好。

扩大无症状空间

父母应该在生活中多观察孩子的行为，找出孩子在什么情况下表现良好，比如玩哪些游戏的时候孩子会表现好，父母以怎样的语气说了怎样的话孩子会表现好，或者在哪个地方待着，孩子会表现好，等等。我们的目标是扩大无症状空间，挤压有症状空间。

在一个访谈中，我们曾问过受访者（父母）同一个问题："孩子在什么情况下表现好？"受访者的反应很不一样。有些父母无法说出孩子在什么情况下表现好，认为孩子"什么时候表现都是那样，都不理人"，有些家长就能想起很多情境。比如，一位很擅于观察的妈妈说："开始的时候，我容易生气着急，孩子的刻板行为就厉害。我的状态好的时候，他就爱笑，经常来逗我。爸爸心态好，他跟爸爸在一起的时候就很好。"这个观察印证了我们一直强调的父母情绪对孩子的重要影响。还有一位父亲谈到带孩子出游的一次经历："昨天他早就计划好要坐4号线地铁——4号线是在地面上的地铁，可以看窗外的风景——去一个比较偏的自然区玩。我俩就一起在橡胶园里玩了很久。那会儿他的语言等各方面表现都很好，情绪很放松。有时候我感觉他跟我说话是绷着的，但当时他跟我说话就是相当随意的那种。回来之后，我感觉我们之间的亲密程度都提高了，虽然从行为上看不出来。"爸爸自己总结，选择的地点风景很好，孩子很感兴趣，可以玩得很投入。另外，玩的方式是符合孩子的计划的，父母没有做过多的安排和干涉，只是跟随孩子的兴趣去玩。这两点总结很到位，之后他就可以学习这次成功的经验，多带孩子去这样的地方，并且按照这样的方式跟孩子互动。还有一位妈妈提到，孩子喜欢去奶奶家，在奶奶家住的那段时间进步最大。这位妈妈这样描述奶奶家的特点：爷爷奶奶比较想得开，不像我就喜欢看他执行指令……奶奶人也开朗，很能说，很有亲和力。愉快轻松的氛围能让孩子的状态变好。因此，这位妈妈可以经常带孩子去奶奶家，并且学习去创造这样愉快轻松的家庭气氛。

行为引导

当孩子有和父母互动的兴趣之后，父母需要抓住时机，更多地激发孩子的兴趣，并进行一些引导。比如，有些父母认为孩子在心理理论这方面发展不好，觉得孩子不能体会他人的感受。我们认为，孩子不见得真的不知道他人的感受，更可能是不会描述感受。父母可以帮助孩子去表达，帮孩子把感受说出来，给这个感受命名。比如，孩子肚子"咕噜咕噜叫"的时候，父母可以问他："你是不是饿了？"下次父母自己肚子饿的时候，也可以指出来说："妈妈的肚子也会咕咕叫，妈妈也饿了。"这是一种示范，这样，孩子慢慢会把饿的感觉和"饿"的发音建立联系。如果孩子摔倒了，妈妈可以说"你摔倒了，你哭了，你一定很疼吧"等。只有父母在语言上给孩子做示范，孩子才能学到语言。因此，我们并不是要求孩子马上开口说话，而是要求父母要跟孩子说话，并且在跟孩子的互动中给孩子引导。父母还可以去描述孩子的动作，比如"你又来抱妈妈了""你赖在妈妈身上啊""你又开始跑了"，这些语言都需要配合很好的语气，让孩子觉得放松自在，然后不知不觉地把动作和语言联系起来。父母给孩子指令的时候，也应该把语言和动作配合起来。曾经在一次咨询中，孩子妈妈想让孩子练习把东西扔进容器里，她说："你去把纸扔到垃圾筐里。"孩子看着她发愣，不知道应该怎么反应。如果妈妈让孩子手里拿着纸，把孩子带到垃圾筐那儿去扔，那么等这个动作全部完成的时候，孩子就都明白了。

在互动中，父母可以跟孩子聊各种各样的内容，总体原则是跟随孩子的兴趣，而不要强行教授孩子不感兴趣的东西。另外，父母说话语速要慢一点儿，语句要简单一些，内容要容易理解，要让孩子没有理解的负担。比如，曾经有个妈妈发现孩子手上有个伤口，她问孩子："是谁咬你啊？"这个问题对于孩子来说很难回答，妈妈应该出个选择题："是不是亮亮咬你啦，还是明明咬你了？"这种选择疑问句比特殊疑问句好回答。有时候，孩子的语言表达需要的时间比较长，父母可以耐心等待。在等待的时候表情要好，向孩子传达出"说不好也没关系""不说也没事"的信号，如果觉得孩子特别紧张的话，父母就帮他把话说完。如果孩子表达出来的意思不是特别准确，或者发音、语法、用词各方面有点问题，也不要刻意纠正，父母只要把正确的说法再说一遍就可以。这些做法都建立在最基本的原则上，即语言不是最重要的，最重要的是孩子愿意和父母交往，不觉得这是负担。

第四节　养育中遇到的困难及应对方法

我们说到很多养育自闭症孩子的技巧，在咨询中，我们也会把这些方法教给父母。然而，不同父母对这些技巧的反应有很大区别。有些父母很快就能心领神会并且运用自如，而有些父母则很难做到。这里面有很多影响因素，其中，我们可以观察到，父母被养育的过程对其抚养下一代的方式有重要的影响。另外，父母本身类似自闭症的人格特征也是影响其养育行为的重要因素。

父母早年被养育的过程会影响其对孩子的反应

这个案例来自一个访谈研究，访谈对象是小Z的姑姑，小Z是一个4岁的自闭症男孩。在他出生不久后，爸爸发生了严重车祸，之后便一直是植物人的状态。他的妈妈在爸爸出事一年后独自回到了娘家，留下小Z给奶奶一家人抚养。小Z的姑姑描述：

> "孩子生下来没多久，（他父母）两个人都比较小孩子气，所以关于孩子谁带得多、谁带得少都会吵起来。两个人像这样吵过几次架，后来没过几个月我哥就出事了，我嫂子她也是个小女孩，内心也没有力量，觉得没有了依靠，也不知道将来会是什么样子，比较恐惧。中间孩子给爷爷奶奶带。我嫂子其实是一直跟着孩子的，但是她与孩子之间没有那种依恋关系。孩子不怎么亲她，孩子更亲爷爷奶奶。我哥出事一年后，她离开了我们家……很长一段时间，孩子看到他妈妈来了都会很紧张，他知道妈妈要抱他，把他抱到外公外婆那里去。他会很排斥妈妈，一看到妈妈就会躲开。"

我们可以看到，这个妈妈其实是并没有很好地适应"妈妈"这个角色。即便在孩子爸爸发生车祸之前，她也像个小孩子一样需要被养育。在重大变故面前，这个妈妈的力量很弱，需要到处寻找依靠，而无法给孩子创造安全稳定的环境。当孩子体会到"妈妈不可靠"的时候，对孩子来说是很有威胁性的。这样，孩子自然难以跟妈妈建立安全的依恋关系。那么，什么样的原生家庭造就了妈妈这样的抚养方式呢？

小Z的姑姑告诉我们：

"他（小Z）外婆那边有一点儿重男轻女，所以对自己的女儿不是很重视。他妈妈从原生家庭里面得到的关爱不多。虽然说很多东西并没有少她的，但是得到的关爱并不是特别多。她的家庭环境不是很温暖。我嫂子那一边的父母亲关系不是很好。虽然没离婚，但是他们家（人）相互之间比较冷漠，就是家庭成员之间的关系比较疏离。所以我嫂子在她的家庭里得到的关爱也是比较少的。她当时一跟我哥谈恋爱就开始在我家生活了，她觉得在我们家生活开心多了。因为她在自己家以前吃饭都吃不好，但是到我家没多久，就长胖了十多斤。她当时在我们家里是觉得更舒服一些吧，会有这样的感觉吧。"

虽然社会宣传男女平等思想已经很多年了，但是重男轻女思想在很多传统家庭中依然存在，女儿在这种家庭中是不被期待的。小Z妈妈在被抚养的过程中，很少体验到亲密感，所以她自己在抚养孩子时，不容易有亲密的体验。在我们访谈中，其他妈妈也有类似讲述："我妈说生下来又是一个女孩儿，就想找人领走。他们想生一个男孩，生到第三个我还是女孩，我爸爸就很生气，因为我爸爸的哥哥都有儿子，不生儿子就很没面子。" 一个孩子如果不被期待，在她的成长过程中，可能会体验到很多被忽视，甚至会有被抛弃的焦虑。这样的女性难以发展出稳定的自尊，从而会成为各种心理疾病的易感者（Harkness，Bruce，& Lumley，2006；Infurna et al.，2016）。与此同时，由于原生家庭没有一个正性养育的榜样，她往往无从学习如何跟孩子建立良性互动。

除了被忽视，另外一种对孩子成长有重大负性影响的教养行为是暴力。在第五章我们已经强调，一定要杜绝对孩子使用暴力。暴力会严重损害孩子的安全感，对自闭症孩子来说，尤其如此。我们会很注意询问父母在被养育过程中是否有被家暴的经历。因为小时候有被家暴的经历的孩子更有可能发展出较强的攻击性行为（Jennifer et al.，2007；Prino & Peyrot，1994；R & DJ，1993）。这样的孩子长大成为父母如果受到孩子的激惹，他们下意识的反应就是暴力，因为这是他们唯一学会的解决问题的方式。虽然随着养育观念的改变，非常明显的暴力管教已经不那么常见了，但是非暴力严厉管教却依然很常见。非暴力严厉管教以高要求和重惩罚为特点，与暴力管教一样，孩子会感到父母情感上的拒绝。这类家长的养育者大多也比较严格，不少人有小时候挨打的经历。我们摘录了两个访谈片段。

访谈片段1

访谈者：您印象中小时候有被父母拒绝的经历吗？

受访者：有，比如说你要什么东西，你就是再哭，哭昏过去了，他们也不会睬你的。

访谈者：能举个例子吗？

受访者：我爸爸妈妈对我们都很严厉。我们过年去外婆家，他们吃东西节省，菜都是端进来端出去不怎么吃。我们家比较注重吃，妈妈都叮嘱我们不能吃多，我们吃多了就被关到房间打骂我们。路上我们要什么东西，她从来不睬我们，头也不回往前走。小学时候我成绩很好，他们从来不表扬，成绩不好就要被痛打一顿。

访谈者：你记得父母不让做你什么，你哭但他们不理你，你之后会怎么样吗？

受访者：擦擦眼泪就跟上。跟爸爸出去，他会问我要什么。但爸爸很少出去，在家也不管经济，但和爸爸进城他就会给我们买东西。妈妈从来不满足我们。

访谈者：看起来爸爸比较接纳你们？

受访者：也不是。我们小时候用炉灶烧火，（爸爸）对火的要求很高的，要温火要猛火，要达不到他的要求，他会很生气。生气会用脚踢我，踢得很重。他做什么都要做得很好，炒个青菜他要分三段的，字又要写漂亮。

访谈者：你记得自己烧火不好，你有什么感觉吗？

受访者：老怕父母发火……我们小时候都很会看爸妈脸色的，如果爸妈不高兴了要表现好。

访谈片段2

访谈者：您觉得在您小的时候爸爸妈妈对您的教育方式如何？

受访者：我觉得不怎么好，太严格了。

访谈者：嗯，比如说呢？

受访者：比如说，他们要求我以学业为重，在生活上不怎么对我上心。可能那时候的生活不像现在的生活多姿多彩，所以他们也不怎么带我出去玩。当然他们能带我去的地方也会带我去。

访谈者：那您现在觉得，您小的时候他们管您比较严对您日后有什么影响?

　　受访者:可能让我做事情很没有主见吧,因为他们说了算嘛,没有什么事情会问我的意见。我会觉得自己非常懦弱,不够大胆。

　　这两位妈妈接受的养育方式,既有暴力管教,又有非暴力的严厉管教。父母对孩子要求严格,处罚严厉。孩子需要看父母的脸色行事,用自己好的表现去取悦父母。同时,父母只关注自己对孩子的要求,对孩子的需求置之不理。在这样家庭中长大的孩子也很难对自我有积极评价,可能会内化父母的高要求,对自己要求过高,出现完美主义倾向,出现焦虑、强迫等问题。一位自述父母对自己管教严格的孩子家长说:"我父母的管教方式给我带来了一些负面影响,比如说,挖苦、讽刺,这让我觉得自己怎么做都不对,不喜欢自己,觉得自己好差劲啊!"在这种环境中长大的家长在养育自己的孩子时,也可能会用缺乏弹性的行为标准去约束孩子,对孩子进行高标准、严要求的训练。有些自闭症孩子的家长过早地要求孩子独立,如果孩子有依赖,会对孩子进行惩罚。当孩子感到害怕时,父母非但不保护他们甚至还惩罚他们,会在很大程度上有损他们的安全感。

　　因此,父母有必要梳理自己早年被养育的经历,特别对于成长环境不太理想的家长来说，更要了解哪些负性因素可能会对自己的健康和养育行为有影响。另外，要对自己的养育过程有觉察和反思，要有意识地纠正下意识的负性观念和养育行为。只有这样，才能够避免负性教养行为的代际传承。

对于那些早年有很多创伤性体验、成长经历不是很好的父母来说，我们建议他们能够找心理咨询师求助，对自己的童年进行梳理，并且在咨询中能对童年的创伤做一定的修复，从而以更好的心态面对孩子。

父母的自闭人格特征

自闭症具有一定的遗传倾向，虽然很多家庭只有一个自闭症患者，但父母或其他直系亲属可能具有一些表现轻微的类似自闭症症状的人格特征。这类研究常使用唐氏综合征孩子的亲属作为对照组。研究发现，自闭症孩子的直系亲属更可能出现社交和沟通障碍，有更多的刻板行为（J Piven，Palmer，Jacobi，Childress，& Arndt，1997），他们在冷漠、无策略和无反应性几个维度上显著高于对照组（J. Piven et al.，2009）。还有研究者将自闭人格特征划分为三个维度，分别是退缩（以害羞、冷漠、人际反应性低和自我意识强为特点）、紧张（以焦虑、尽责、僵化、敏感和疑病倾向为特点）和困难（以冲动、易激惹、无策略和攻击性为特征）（Murphy et al., 2000）。

在和自闭症孩子的父母接触时，我们也观察到自闭症孩子父母中有些比较内向退缩。这样冷漠、低反应性的父母一般不太会积极参与到孩子的养育活动中。在一个访谈中，一位自闭症孩子的妈妈跟我们抱怨她的丈夫："他以前就不管孩子的，就玩他的那些兴趣爱好嘛，白天上班，下班回来就炒股，不怎么和孩子互动，（不太注意）和我们有什么交流。"在孩子出现问题之后，丈夫"一开始是不承认，认为没问题，后来发现有问题了，又非常悲观，觉得没办法变好"。这位妈妈非常辛苦，她基本要一个人投入到对孩子病情的干预中，她说"我一个人带着孩子在外面也没人关心我……丈夫基本不睬我"。在作进一步了解之后，我们发现这位爸爸确实表现出一些自闭人格特点，"他不感兴趣的东西你跟他讲他就听不进去，你跟他讲一百遍他也不会管""可能他不会跟人互动……不用跟人打交道的（工作）比较适合他"。同时，他的原生家庭"对人都不是很热情的那种……我老公家里的亲戚之间都比较冷漠"。对于这种情况，我们建议妈妈给爸爸安排一些跟孩子有身体接触的游戏，让丈夫在游戏中跟孩子联结。即使是有这些特质的家长，也是抱有孩子能够好起来的信念的。因此，如果给他的任务相对简单，他对孩子的康复也能够有所贡献。不仅如此，这种方式在修复孩子和爸爸关系的同时，或许也能对爸爸的状态有一定的帮助。

还有些家长会像自闭症孩子一样，对于每天做什么事有非常明确的规定，并且不容妥协，有时候比孩子还要刻板。在这种情况下，孩子一旦不按父母的规定去行动，就会让父母非常焦虑。有时候，父母可以尝试通过心理咨询等途径先进行自省的工作，先"修复"自己，再调整养育孩子的方式。

在养育自闭症孩子的过程中，父母还会遇到一些特殊的现实问题，我们列举出孩子在公共场合出现不适宜表现、面对他人歧视以及孩子进入挑战权威期这三种具体情境下的应对方式。在类似情境中，父母也可以进行参考。

孩子在公共场合下的不适宜行为

孩子在公共场合的行为不当，是最让父母焦虑的情境之一。家长在这种情况下略感窘迫是人之常情。然而，如果父母能够做到对孩子的状况完全理解和接纳，就不会有太过强烈的负性情绪。这里有一些具体做法，能够帮助父母更好地应对这些窘迫处境。

小依是个3岁的自闭症孩子。他最近出门总喜欢去碰碰陌生人，有时候甚至要去抱抱不认识的叔叔阿姨。一方面这是积极的，这代表小依有接触人的愿望，对其社会发展是有益的；另一方面，这个不太得体的举动可能会让他人感觉不适，父母可以适当地帮助他。比如，当小依盯着叔叔看的时候，他可能是对叔叔的手机感兴趣。妈妈可以先用感兴趣的语气说："你又盯着人家手机了吧，是不是又想去拍人家手机啊？"先把孩子想做的行为说出来，他可能就不做了。从另一个层面看，妈妈把孩子可能的行为说出来，也是给对方的一个预警，对方可能就把手机收起来了。如果对方友善亲和的话，他可能会让孩子拍一下手机。这样的语言会让陌生人有心理准备，就不会对孩子的行为感到厌恶。同样，如果孩子想抱陌生人，家长也可以说："你是不是喜欢那个阿姨（叔叔）啊？又想抱人家啊？"也可以说："你要先问问人家想不想让你抱啊？"这相当于提前征询对方的意见，让对方有个心理准备。

挑战权威期

根据我们的临床经验，自闭症儿童康复的时候往往要经历一个挑战家长权威的时期。处于这个阶段的孩子会有很多让父母很烦恼的表现，比如可能会有很强的攻击性、挑衅家长、对同伴和老师表达攻击。

我们这样解读，小朋友知道突破底线，说明他正在康复，因为他获得了一定的控制感，这是有安全感的表现。当孩子觉得自己很有能力，要对自己的生活有更多的主动权时，就可能会出现自我放纵的行为。家长可以更积极地看待这个过程，正如正常发展个体青春期会通过挑战家长权威实现自我分化一样，自闭症儿童康复期挑战家长权威的行为功能在于试探父母的边界，试探自己是否安全。这时候，家长的处理要很有策略。我们依然坚持这样的基本原则，即当孩子的行为不会损坏自己的身体，不会损害别人的身体，在家长可以承受的范围内，家长是可以容忍这个行为的。比如，有些孩子会不停地尖叫。如果不在公共场合，不会影响到他人，父母只要告诉孩子小点声就好。如果在公共场合，可以把孩子带到人少的地方，虽然父母会告诉孩子小点声，但是这不意味着要控制孩子必须小点声，父母还是要能够容忍孩子大声尖叫。有个爸爸描述，孩子在做错事之后自己说，"要打，要打"，其实他就是在试探父母，看看你会不会有攻击性。这时正确的做法是回答"你再叫，我也不会打你"，最终孩子自己就会知道要停止某种行为。同时，父母对于孩子不合理的要求也要学会拒绝，比如孩子要买的东西的价格超出了你的经济能力，或者孩子的行为确实已经危及自己和他人的安全，父母就要拒绝和制止，这样孩子才能知道父母给他设置的界限。

对于孩子在家里出现的一些轻微暴力行为，比如说孩子偶尔轻轻打了家人一下，父母不必太过紧张。家长应该跟孩子解释说，"打了会疼的"，然后给他打些枕头之类的玩具。父母让孩子完全不发泄情绪，对孩子来说也是有伤害的。比起压制孩子的攻击性，我们鼓励让孩子在安全的情况下表达他的攻击，比如在家里，让孩子的攻击性以语言的方式指向父母是最安全的，这比在现实生活中对其他小朋友动手要好多了。有个妈妈描述说，孩子最近总喜欢说"狠话"，比如说要撞死谁或打死谁。我们建议妈妈可以回家跟孩子玩这种游戏。比方，孩子会跟妈妈说"我打死你"，妈妈就可以开玩笑地告诉孩子打死的后果是什么："你打死我就没人给你做饭啦""明天你就看不到我了啊"。妈妈可以用各式各样的方式向孩子解释，把这个游戏玩下去。我们要把孩子的攻击性限定在一定范围内，在家里或在训练中心，让这种攻击以语言的形式指向父母，而不是指向其他人，因为父母很难控制其他人的反应，但是更容易控制自己的反应。

家长面对歧视

社会上对于有发展障碍的孩子的歧视，是实际存在的。家长要学会面对这种歧视。有些家长非常退缩，他们会害怕别人的负性评价。如果家长是这样的表现，那么孩子就会更恐惧，因为他们自己也会觉得，自己或许是奇怪的，不会被他人接纳。因此，父母要表现得很坦然，"这就是我的孩子。他有点胆小啊，不太好意思跟大家玩啊，但是他也很可爱"。家长的坦然也会给孩子一个信号：我的爸爸妈妈是接纳我的。

有时候当别人有歧视或欺负你们的意思时，父母应该表现得更加强大。有一次，我和一个妈妈在公园里和她的自闭症孩子互动。有一个男士在附近观察了我们一阵子，很明显他能看出来我们带的孩子有问题，他就凑过来搭话，想让我们说说这孩子到底是什么问题。我就直接挡了他，拒绝了这个话题。换句话说，你想歧视，我可以不给你机会。但其实，并不是所有人都会受到这样的歧视。我和家长带小朋友出去转一转的时候，家长有时候会发现，有很多恐惧是自己想象出来的。真正把孩子带出来之后，情况并不会那么糟糕。我们有条件的时候，会带家长做这种行为暴露。确实发现，有很多路人可能会跟大人聊聊天，但也不会碰触那个孩子的话题。

有时，家长和咨询师或者一些状态比较放松的人一起带孩子在外面，因为有榜样作用，家长会表现得更放松。我有个"小明星病人"，我的所有研究生都跟诊过他的咨询。他不愿意待在咨询室里，于是我们一群人就带着他在外面逛。有一回，一个小商贩看着这个小男孩身边跟着好几个漂亮姐姐，我觉得那眼神不像歧视，更像羡慕。

还有一次我们带小男孩在街上逛，他想进一个安静的茶室，茶室里几乎没有客人，但是有好几个年轻的服务人员，门口就站着一位迎宾小姐。最后我的一个学生带小男孩进去溜了一圈，进去的时候还和迎宾小姐开玩笑说："我们进去视察一下哈。"之后她和小朋友很放松地从里面逛一圈回来，没发生任何事情。我有的时候会从我的学生身上学到如何更放松地应对这种情景。这对家长和其他人都是一种榜样。孩子和更放松的成人在一起，也会身心愉悦。之后，那个孩子的家长在咨询一段时间后内心变得强大了很多，她说以前别人看向她和孩子，她都觉得别人是在评判她，感到被歧视。现在看到别人以异样的眼光看自己的时候，她就能盯着对方的眼睛看，直到那个人不好意思，调转视线。

所以，是否被歧视以及在被歧视的时候是否会受伤，取决于很多方面，这些都是自闭症儿童的家长要学会去处理的。

综上所述，对孩子的理解和接纳不仅是发展良好亲子关系的基础，也是进一步引导孩子发展行为技能的关键。对孩子的任何干预都要建立在孩子本身有动机的基础上，而发现孩子的动机和兴趣，可以成为训练的切入点。我们强调，在日常生活或游戏场景中发现孩子的兴趣和动机，从而带动孩子好奇心自发学习，这可以让孩子主动开发出自我训练，而非我们成人对自闭症儿童人为的训练，这是主动和被动之分。另外，本章提到的很多原则是"养育技术"方面的建议。而有些家长因为自己在原生家庭中获得的不太理想的被养育经历，没有形成很好的"养育功能"，就可能在执行的过程中不得要领。这种情况下，家长或许需要重新审视自己的被养育经历，只有"修复"了自我，才能更好地养育孩子。

参考文献

Harkness, K. L., Bruce, A. E., & Lumley, M. N. (2006). The role of childhood abuse and neglect in the sensitization to stressful life events in adolescent depression. *Journal of Abnormal Psychology,* 115(4), 730−741. doi:10.1037/0021−843X.115.4.730.

Infurna, M. R., Reichl, C., Parzer, P., Schimmenti, A., Bifulco, A., & Kaess, M. (2016). Associations between depression and specific childhood experiences of abuse and neglect: A meta−analysis. *Journal of Affective Disorders,* 190, 47−55. doi:https://doi.org/10.1016/j.jad.2015.09.006.

Jennifer, E. L., Shari, M.−J., Lisa, J. B., Kenneth, A. D., John, E. B., & Gregory, S. P. (2007). Early Physical Abuse and Later Violent Delinquency: A Prospective Longitudinal Study. *Child Maltreatment,* 12(3), 233−245. doi:10.1177/1077559507301841.

Murphy, M., Bolton, P. F., Pickles, A., Fombonne, E., Piven, J., & Rutter, M. (2000). Personality traits of the relatives of autistic probands. *Psychological Medicine,* 30(6), 1411−1424. doi:undefined.

Piven, J., Palmer, P., Jacobi, D., Childress, D., & Arndt, S. (1997). Broader autism phenotype: evidence from a family history study of multiple−incidence autism families. *American Journal of Psychiatry,* 154(2), 185−190.

Piven, J., Wzorek, M., Landa, R., Lainhart, J., Bolton, P., Chase, G. A., & Folstein, S. (2009). Personality characteristics of the parents of autistic individuals. *Psychological Medicine,* 24(3), 783−795. doi:10.1017/S0033291700027938.

Prino, C. T., & Peyrot, M. (1994). The effect of child physical abuse and neglect on aggressive, withdrawn, and prosocial behavior. *Child Abuse & Neglect,* 18(10), 871−884. doi:https://doi.org/10.1016/0145−2134(94)90066−3.

R, M.−R., & DJ, H. (1993). Long−term consequences of childhood physical abuse. *Psychological Bulletin,* 114(1), 68−79.

第六章
重建依恋后的升级打怪

　　《重建依恋：自闭症的家庭治疗》第一版出版有六个多年头了。我一直以为我和周婷把书写完就解放了，大家看书就可以了。我有一个微信的家长群。在群里，我发现能读明白书的人凤毛麟角，这出乎我的意料。会有很多人出现误读，也会有人抓不住重点，还有人担忧重建依恋的理念就是惯着孩子。鉴于此，我们准备修订这本书，追加一些关于重建依恋的内容，指出重建依恋之后会遇到的各种问题。此外，我们在这本书里将移除案例的部分，让这本书更加理论化。追加的部分主要来自我的第二本书《亲密不再遥不可及》的后记。在这本书中，我把那个后记的部分做了扩展。

　　很多人以为只要重建依恋，就能解决所有问题，其实情况不是这样的，重建依恋只是孩子康复最初、最基础、最关键的一步。有些家长和孩子可能在这一步就停止不前了。在迈出这一步之后，家长会遇到孩子攻击性增加的情况，这是家长很难过去的一关。后续还会有各种问题等待着家长，其中包括家长如何和学校打交道，毕竟会面临孩子的学业问题。我们会给出一些宏观的建议（有些只是预警）。家长要提前做好准备，降低风险。

在重建依恋的过程中，家长对孩子是超好的。外人可能觉得这是溺爱，但是我们是有原则的。我想反复强调我们的底线，那就是养育三原则。我希望在这个原则之上让孩子有一个幸福的童年。

在关于自闭症孩子的家庭咨询和给家长做的讲座中，我主要会和家长探讨在不伤害自己、不伤害他人、不破坏贵重财物的基础上，如何做到相对宽容，给小朋友留下成长的空间。

在这里我想再次强调与儿童工作的基本原则。这是我在学沙盘游戏的时候，从国外专家那里首次听到的，之后我在相关的儿童心理方面的书籍中也有看到。当然，这样的基本原则被一带而过，并没有引起各方足够的重视。

这三个基本原则是：

1）不伤害自己；

2）不伤害他人；

3）不破坏贵重财物。

这三个基本原则适用于养育所有孩子，不仅仅是自闭症孩子。

首先，不伤害自己。家长要保证孩子不会受伤。在孩子小的时候，父母在这方面起主导作用，比如要求孩子不能碰电或者其他危险的东西。在我的咨询案例里，我说"不"的时候非常少，但是在小朋友动电源插座的时候，我是制止的。在有的个案里，孩子会爬家里没有安全保护的窗户。在教育无效的情况下，孩子的家长会采取暴力惩罚的方式。我会建议家长安装护栏。这些都是正常儿童养育中可能碰到的。自闭症孩子比较特殊的情况是有些孩子会有自伤、自残的倾向，这需要特殊、专业的处理。有可能家长需要找儿童咨询领域的专业人士去调整自己的养育方式，考虑怎么处理才能不刺激到自闭症孩子的情绪，减少孩子自伤、自残的行为。

其次，不伤害他人。这里的伤害主要是指暴力伤害。儿童本身是有攻击性的，这种攻击性是生命力的象征，但是攻击行为应该是受限的。家长必须为孩子设定表达攻击性的边界，比如，尽可能把躯体暴力攻击改成象征性的躯体攻击，或者变成语言攻击；家长还要设定表达攻击性的场合，比如孩子讨厌老师，说老师坏话，此时家长要和小朋友说清楚，在家里、咨询室里可以说，在其他地方不可以说。

关于儿童咨询，我强调最多的就是不可以有暴力。有些孩子在康复的过程中，攻击性会大增，尤其是在他感到安全以后，原来压抑的愤怒和攻击性会瞬间释放。对自闭症孩子来说，攻击性增加可能是对不安全的防御。自闭症孩子本身就人际关系不好。

如果他们有暴力倾向，就会让周围的孩子更加排斥他们。如果孩子之间的暴力攻击失控，就可能造成难以想象的创伤。当孩子伤害其他人的倾向渐增的时候，我倾向于让家长减少孩子和其他孩子的接触。如果处理得当，那么可能半年左右这种暴力攻击就会消退。

曾有新闻报道过自闭症孩子在幼儿园攻击别的孩子被劝退回家，家长因此非常受伤。我认为幼儿园的策略没有太大问题。家长如果看到孩子攻击性太强，可能伤害别的孩子，就应该考虑是否需要让孩子回家先休整一段时间，等他的攻击性降低了再送他去幼儿园，或者请一个陪读者到幼儿园，保证自己的孩子不会对其他孩子造成伤害。

实际上，我是非常希望自闭症孩子有陪读的，因为这可以很好地贯彻前两个原则。其实自闭症孩子伤害别的孩子的情况比较少见。大多数自闭症孩子是退缩的，基本上不具有攻击性，更多的情况是攻击自己。自闭症孩子普遍胆小和退缩，他们更容易成为校园霸凌的对象，所以陪读在某种情况下可以保护他们的安全，也可以保护其他孩子的安全。

我不建议父母陪读。父母其实是很脆弱的，每天面对自己的孩子和其他孩子的对比，就可能会陪读一天，受伤害一天。最好还是请人陪读。

国家对自闭症孩子的补贴最好能够用在陪读上。现在自闭症孩子的补贴用途过于受限，补贴款只可以被用于自闭症孩子的训练。我认为这类的补贴经费在用途上可以更宽泛些，比如可以被用来请陪读，支持父母找专业人士进行心理咨询等。关于陪读，可以看下一个章节。

最后，不破坏贵重财物。这一条是我稍稍修改过的。当年我听课的时候，老师说的是不故意破坏财物。后来在咨询中，我发现不故意破坏财物这条根本不可能被执行。正常孩子都是有破坏性的。我的某个亲戚家的所有柜子的球形拉手都被他家的小男孩弄坏了，根本看不住孩子。要知道养孩子就是有代价的，家长要有预期可能会损失一些东西。希望家长注意的是，不要把孩子带到赔不起的地方，比如有名画、古玩、贵重相机的地方。怕坏的东西就放保险柜里锁起来。放在外面的大部分东西都是可能被破坏的。在我的某个案例中，我试图阻止过孩子破坏我的相机，但是没起效，我只能配合他，这反而增进了我和孩子的关系。

我的咨询过程都是围绕这三个基本原则展开的。只要孩子没有违反这些基本原则，我大致上是满足孩子的欲望的。孩子需要在成长的过程中获得安全感和可控感，要能感知到父母是好人，是不会伤害他并且会保护他的人。设定三个基本原则的边界对孩子来说是一种保护，他能够知道安全的框架是什么。在这些原则之下，无论他想做什么，我们一般都会按照他的要求去执行。很多人会认为这是纵容，实际上并非如此。我们是有原则的。在贯彻基本原则的基础上满足孩子的需求，能够提升孩子的自尊，让他学会主动、负责，提高自我效能感。

有的孩子前期康复非常快，和父母建立了很好的依恋关系，但是这并不意味着他已经完全康复了。这只是自闭症康复的第一步。孩子在和父母建立亲密关系之后，在运动和语言方面也会有长足的进步，但是很多时候其问题并没有得到完全解决。我可以在家庭和咨询室里看到孩子变好的部分，但是这不能掩盖孩子的基本问题。

有的孩子虽然和父母的关系在变好，和咨询师的关系也非常好，但是这种联结并不能扩展到他与其他人的关系。过程是非常慢的。我曾经预估，和父母关系变好，依恋关系建立得比较扎实之后，关系的泛化至少还需要两年。一个孩子大概接受我的咨询半年后，他的妈妈说有一次家里吃饭请了老师，事先没有告诉他，他到饭店之后看到老师，吓得直接后仰，咕咚摔倒在地上。他底层的恐惧没有得到处理。回顾我们的假说，孩子的背后是有人际恐惧的，安全感建立得还不够扎实，不足以支撑他适应家庭之外的生活。

孩子和父母的良好关系是否能够永久保持并不确定。有的父母做得比较好，很多父母根本就过不了依恋这一关，因为重建依恋的过程是备受折磨的过程。在这个过程中，孩子会非常黏父母，一刻都不能跟父母分离。很多父母不堪其扰，结果就在重建依恋这个时期兜兜转转，总也迈不出下一步，或者因为重建依恋的过程不够扎实，后续的过程也不那么顺畅。有的父母比较着急，在发现孩子在运动、语言、认知方面有了发展后，会去补这些方面的缺失，反过来可能会损害亲子依恋关系。之前有个五岁左右的小朋友，在各方面有所康复之后，他的妈妈停掉了咨询，送小朋友去各种培训班，然后孩子又开始倒退，好在这位妈妈还挺聪明，停了所有的培训班，又回来接受咨询。总之，无论父母做什么，都要考虑他们的新选择是否会损害关系。这里的原则要划重点：关系排第一，其他的非原则的事情要排在关系之后。

家长在咨询中，或者在观察小朋友变化的过程中，可能不太容易看到孩子好转的部分，更容易看到的是孩子不能静坐，动来动去，不断地搞小破坏。这些在有限的空间里，比如在咨询室和家里，是能够被容忍的。如果孩子在教室里做这些事情，老师会很头痛。我的咨询原则之一是一次只解决一个问题。我可能很长时间只关注一个问题，一般是违反三原则的问题，那些不大不小的非原则问题不做处理。多动就是一个需要家长和学校协商的问题。如果孩子坐得住，就让他上课；如果孩子坐不住，就需要请陪读者带他出去玩，不能影响到其他小朋友上课。不是让其他孩子忍受他们的多动，当然也不是压制他们的多动。这里涉及我们说的另一个原则：不能因为自闭症孩子有某些问题，就牺牲其他孩子的权益。这是家长应该理解和把握的边界。

在自闭症的康复中，父母都来咨询，可以互相支持，全程参与的情况是比较少的。当然我希望来咨询的家庭都是这样的。实际上，我看到的是在孩子的康复中参与更多的是母亲，孩子会和母亲先建立依恋关系。孩子的其他家人看到的是孩子在康复期的退行和对母亲的过度依赖，孩子特别黏母亲，有母亲在，就不听话，不好管。这个时候母亲已经被深深困扰了，其他家人大多数给予的不是支持而是指责，起到的更多是拖后腿的作用。母亲会受到两面夹击。一方面，满足孩子的亲密需求几乎要占据母亲所有的时间和精力；另一方面，家人指责母亲不会管孩子。本来孩子出现问题，母亲的情绪就不好。如果母亲没有得到足够的社会支持，通常孩子在建立亲密关系的过程中不会走太远。这是自闭症康复过程中尤其值得重视的部分。

升级打怪——家长要面对的各种困局

自闭症的康复过程就如游戏中的升级打怪，是极其复杂的，并不是重建依恋就能解决所有问题。重建依恋，孩子获得与父母的亲密感，只是康复的第一步，后面还有很多步。

孩子的攻击性

重建依恋之后的第二步，就是如何面对和处理孩子的攻击性。在我的咨询中，多数孩子的攻击性是比较小的，顶多搞些小破坏，我是非常欢迎的。当然，他们的攻击性表达不够充分，这也是猜测之一。我看到的大多数自闭症孩子过了和父母亲密的蜜月期之后，攻击性会更加强烈。是否强烈可能和当初这个孩子被对待的方式有关。有些家庭整体对孩子是非常好的，没有太多的暴力，所以孩子的暴力也不太多。我看到有些孩子掐得、咬得父母身上都是伤痕。还有的孩子会攻击别人家的小孩，比如有个小男孩就在医院里把一个摇摇晃晃刚会走的小孩推倒在地，导致那个小孩满脸是血。我也听说过有自闭症小孩把别的孩子从滑梯上推下去摔倒的，把别人推倒导致另一个小朋友后脑勺着地的。这违反了养育三原则中不伤害他人的原则。如何化解孩子的暴力成为重中之重。理论上只要重建依恋后，攻击性增加的情况一定会出现，只是攻击性的表达强度不一样。最好攻击性表达的时间越早越好，不然到了青春期，孩子的身体力量增加，才开始释放攻击性，后果不堪设想。我看到两个十四五岁的自闭症孩子都长到一米八了。如果他们真有暴力攻击，父母根本控制不了。好在我看到的这两个孩子都比较温和。

理解社会规则

一旦开始康复过程，孩子就会慢慢懂得社会规则。他们在遵守社会规则的时候可能会碰到问题。有两种情况最为常见，其一是自闭症孩子懂得这个社会规则，但是他们无法遵守这个社会规则，内心会有非常多的冲突，会感到焦虑和内疚；其二是当自闭症孩子懂得社会规则又可以遵守这个社会规则的时候，他们走向了另一个极端，那就是必须严格遵守这个规则，如苦行僧般，极其僵化。我听一个咨询师讲，有个男孩上初中住校，老师说九点半左右熄灯，他很难理解多少是左，多少是右，需要一个严苛的标准。无论孩子是哪一种情况，都需要父母有处理的智慧。

低自尊与抑郁

当自闭症孩子不再能屏蔽外界的信息时，他们很可能要面对低自尊的问题。他们能够清楚地意识到自己和他人的差距，而他们想追上去又不是那么得心应手。这种差距是非常伤自尊的。其他孩子可能还会有意、无意地指出他们的缺点。他们对自我的认同有的时候会受到严重的冲击，他们会觉得自己不够好。这种低自尊很可能会导致抑郁，所以父母要学会应对自闭症孩子的低自尊和潜在抑郁的可能，要在背后默默支持孩子。很多时候，父母认为只要孩子追上了其他人，问题就能得到解决，于是会积极推动孩子成长，而这可能会加重孩子的问题。父母和孩子都要认识到，这种差距不是一时半刻可以消除的，乐观接受现实才是干预的重点。

多动

最影响自闭症孩子上学的症状不是自闭本身。单纯自闭，不理别人，是不会影响他人的。影响他人的症状主要是多动。我接触过的一个自闭症孩子在咨询室里无法静坐，当然在学校里他可能坐得住，但是那就意味着他需要很强的自我压抑。实际上很多自闭症孩子来咨询是因为他们的多动会影响课堂秩序，导致老师的课堂教育无法顺利完成，影响其他小朋友学习。要知道自闭症和多动症的共病率非常高，这就要求家长有育儿的智慧。哪些多动的表现是可以容忍的，哪些是不可以容忍的，要和学校协商解决，比如容忍不太影响教学的多动表现。如果孩子太闹，就要请一位陪读者在他坐不住的时候，带他出去玩。这种方法对于单纯多动症的孩子也是有效的。

解读人际

自闭症孩子看起来会回避人群，但是随着康复的进程加快，他们会出现对人际互动的需求。因为他们早年没有经历正常孩子对人际互动无意识的模仿学习过程，所以对人际互动需要意识化的理解，也就是他们需要成人对人际互动进行详细解释，对他人的人际行为以及动机等进行解析。这对他们的父母或者咨询师提出了很高的挑战。很多咨询师难以讲清楚人际互动，这需要相关的学习和培训。

抽动、秽语

一些接受我咨询的自闭症孩子在一定时间内会有抽动症的表现。自闭症和抽动症的共病率也很高。自闭症孩子在康复的过程中攻击性渐起，同时知道了社会规范，会很害怕自己的攻击性，不知道以什么样的方式释放，很可能会压抑自己的攻击性。当他们压抑不住自己的攻击性时，就可能表现出抽动症。根据婴儿期创伤后应激综合征假说，我们猜测安全感较低的孩子可能会压抑他们的恐惧，同时压抑恐惧背后的愤怒，这可能也是抽动症的原因之一。表现出抽动症的有正常孩子，也有自闭症孩子，处理方式是类似的，那就是帮他们确认环境是安全的，然后帮他们表达攻击性，示范哪些攻击行为是可以被社会接受的。正常孩子和自闭症孩子的抽动症最大的差别就在于，正常孩子的抽动症会伴有秽语（骂人也是很高级别的语言功能），自闭症孩子的抽动症一般不伴有秽语（大龄的孩子康复比较好，语言功能受损比较小的孩子也会骂人，而且骂得非常脏）。咨询师可以帮他们骂人，当然是以社会可以接受的方式，让他们学会语言攻击。如果正常孩子的秽语超出社会允许的范畴，咨询师也要教他们用社会能够接受的方式，进行语言攻击。

校园霸凌

校园霸凌是自闭症孩子在上学时面对的最突出的问题，这是家长来咨询的一个原因。自闭症孩子被校园霸凌可能有多种原因。一种原因是，他们过度敏感，容易受创伤，对外界是有深深的恐惧的，其他孩子可能很容易就能读出他们的恐惧和退缩，知道他们是可以被欺负的。另一种原因是，自闭症孩子在康复期会有小小的攻击性，普通孩子面对这些攻击很可能会反击，自闭症孩子的应对技能有限，在这种对抗中往往会输，对方很快就能够知道他们的能力，进一步欺负他们。如果孩子可能被校园霸凌，在经济允许的情况下，还是有陪读比较好。我记得上课时，我讲到请陪读不是为了管住自闭症孩子，让他们认真听讲，而是让他们感到安全，免于校园霸凌。听课的一位学员是自闭症孩子的父母，她当时眼泪就下来了，因为她知道因自己处理不当带来的后果。

精神分裂症

自闭症孩子出现精神分裂症的情况也许并不常见，但是在大龄自闭症孩子，尤其是遭遇过校园霸凌的孩子中有很多有类被害妄想的，这也是为什么我非常强调解决校园霸凌的问题。现实有被伤害的基础，在此基础上泛化出被害妄想，偏执地觉得其他人都会伤害他们，这是非常危险的迹象。这样的孩子也是最危险的。他们被激怒的时候采取的应对方式往往会超出我们的意料，比如有孩子认为老师和同学欺负他，会掐老师或者同学的脖子，这是恐惧、愤怒、绝望下的反击。这样的攻击力度会被其他家长和孩子严重排斥，而且对自身是非常不利的。我认为对于精神分裂症的预防更为重要，其中最重要的是解决校园霸凌的问题。不要让自闭症孩子真的受到实质性的暴力攻击，要减少他们可能因恐惧产生的被害妄想。

癫痫

自闭症和癫痫也有一定的共病率。我在咨询中见到过两例，也听说过其他自闭症孩子患有癫痫的。从我有限的经验来看，患儿压力大的时候，癫痫发作的可能性会增加，另外他们很可能在康复期更容易发病。他们原先自闭而回避外界，大脑加工速度比较慢，不容易发病；在进入康复期后，太多的信息扑面而来，大脑负担太大，更可能发病。

心理问题躯体化

自闭症孩子还可能有其他的躯体化症状。举例来说，自闭症孩子的多动行为有可能是用来缓解焦虑的，当周围人压制其多动行为时，其心理问题就会躯体化，变为对自身的攻击。我看到的一个小学生全身起皮疹，从脚开始一直蔓延到脸上。解决这类问题最重要的是降低患儿的压力，让他们的生活负担更小。

自闭症儿童的康复是一条艰难之路，家长走的每一步都很坎坷，处理不好就可能会损及亲子关系。这本书只是简要说明一下后续可能面对的问题。一本书不能穷尽所有问题，也不可能解决所有问题。这里提到的每个阶段都自成一体，后续我们可能会出相关的指导手册。

在做自闭症工作的时候，我会有很多的遗憾和困惑，比如我知道我的咨询是有效的，孩子也在变好，但是父母会觉得自己都懂了，就回家自己去做治疗了。我最郁闷的是虽然应用行为分析（ABA）这样高强度的行为疗法效果不显著，但是家长特别愿意为此花钱、花时间。他们可能觉得是自己投入不够才没有效果，所以要加大投入。

很多时候，当接受我咨询的儿童好转到一定的水平时，父母会觉得自己学会了，于是就结束了咨询，其实在我看来，离好还有很远的距离，有些咨询的短期效果真的非常明显，但是这种效果并不持久。如果没有自我监督或者他人监督，家长很快会退回到原有的养育模式。我通常会估计，一次咨询的效果能维持的时间是两周，所以我当初很多自闭症的咨询定为两周一次，一次一个小时。当然在我没有经验的时候，我以为咨询效果会保持住，即使孩子的状况不会变得更好，也未必会变坏，但是后续各种案例表明，恶化的可能性会更大些，因为自闭症儿童在成长过程中会面对太多的问题，一步处理不当，就可能损及亲子关系，加重儿童的问题行为。在咨询中，重建依恋这一步让孩子开始相信父母。如果父母没办法持续给予孩子良好的养育，破坏了依恋关系，孩子就会觉得他们最终被父母背叛了。所以，如果父母决定重建依恋，就要找咨询师监督自己保持好的养育状态，给予孩子持续的正面关注，否则不如不改变。

一般接受我的咨询之后，家长觉得自己能解决就离开了。大概他们最可能回头来找我咨询的时候是自闭症孩子上小学四五年级的时候。孩子处于青春期前期，各种问题集中爆发，最多的是被校园霸凌的问题，也有学业导致的低自尊，还有抽动症、类精神分裂。我既给小龄儿童做过咨询，也给大龄儿童做过咨询，咨询的点有所不同。我不认为重建依恋就能解决所有问题，和父母建立亲密的依恋关系只是迈出了第一步，后面还有更多需要解决的问题。

从我的经验来看，我的咨询方法可能会导致家长过早结束咨询。我的建议是，家长如果认为一个疗法有效，且感觉自己已经掌握了要领，最好能够接受定期监控，定期回访，和咨询师商量咨询的时间间隔，而不是完全停止，三个月、半年约一下咨询师，谈论下孩子的变化，确认自己没有跑偏，不要等到问题特别严重的时候才找咨询师，到那个时候可能咨询师也无能为力了。在自闭症孩子的养育中要以预防为主，尽可能预测可能的风险，减少问题的出现，不要等问题出现了才想办法应对。这一点对于养育其他孩子同样重要。

当初出版《重建依恋》后，我听到过家长抱怨理论太多，实操不足。之后我出版了《亲密不再遥不可及》完全是以实操为主的自闭症指导性书籍，这本书更适合那些创伤比较小的孩子的家长，当然普通孩子的家长也可以参考这本书中关于建立亲子间的亲密关系的内容。《重建依恋》是理论，《亲密不再遥不可及》是实操，理论与实践相结合，这两本书算是姊妹篇。

　　对于孩子创伤比较严重、家庭问题比较多的家长来说，还是需要有专业的咨询师指导，只看书是肯定不够的。此外，希望大家有正确的预期，有些家庭的亲子关系重建比较快，有些非常慢。有的孩子可能很多年都建立不了依恋关系，原因多种多样。如果家长以个别孩子的康复速度来要求自己的孩子，就很容易受伤。建议家长把困难想在前面，接受缓慢的康复速度，毕竟和自闭症孩子建立信任关系不是那么容易的。不要拿自己的孩子和别人家的孩子比，自己要和别人家的父母比，去观摩康复比较好的孩子的父母是怎么做的，尤其是宽容的部分。要向那些孩子康复比较好的父母学习，尤其要学习那些父母是如何维护自己的心理健康的，如何让自己和孩子走得更远。

　　希望这本书的出版能够让更多的父母和专业人士获益。我在这里给我们的儿童和家长以深深的祝福。谢谢大家对于这本书的关注。

第七章
要不要陪读

　　关于陪读，我在《重建依恋》和《亲密不再遥不可及》这两本书中都有提及，但是在相关章节只有几个小段落。从自闭症长期干预的经验来看，陪读可能是无法绕过的一个重要、有效的干预环节。有些孩子的自闭症比较严重，家长从小就给孩子请陪读。关于陪读，我都可以写一本教科书了，只是一直没有把这部分扩展成一本陪读指导手册。

　　下面这个章节来自《上学困难，怎么办？》这本书。这本书是《重建依恋》的配套书籍，只是对象扩展到各种上学有问题的儿童，其中一个重要的章节讨论的就是要不要陪读，怎么陪读。北京大学出版社的编辑同意我们把这个章节放到本书中。这个章节的大部分案例是关于自闭症儿童的，只有少部分案例和自闭症儿童无关，但是自闭症儿童也会有相似的情况，我就不替换相应的案例了。自闭症儿童未来可能会发展出类似的症状，比如自闭症儿童未来可能也会出现多动症、抽动秽语综合征等。家长可以借鉴。下面是关于陪读的全文。

第一节　陪读的作用

我认为情况特殊的孩子上学应该陪读。家长可以陪孩子在班里坐着，也可以不进班，在外边等着，只要让孩子在出现问题时可以随时出来玩就行。家长甚至可以只在课间10分钟和中午吃饭的时间出现。上课时有老师看着，孩子可能不会被同学霸凌，但在课间10分钟老师不一定看得那么好。

如果孩子比较弱，可能会被欺负或者霸凌，陪读可以保护他、安抚他；如果孩子可能霸凌别人或者破坏贵重财物，陪读可以适时地控制住他；如果孩子有多动的表现，在课堂上坐不住，家长陪读就可以随时带他出去玩，不干扰课堂。孩子的很多问题看起来特别复杂，解决起来也极其困难，但陪读可以有效地处理这些问题。

有一个小孩上小学三四年级，患有抽动秽语综合征。他在学校经常闹，并且表现出攻击性，比如别人把他的笔碰掉了，他就会不依不饶地跟人家吵，如果发生这种情况，这节课老师可能就需要安抚他和同学，不能干别的了。这非常干扰课堂，折腾老师，也折腾同学。但孩子的状态已经不对了，一定会走上这条路，不依不饶地将攻击性释放出来。

后来我就问他："你知不知道你什么时候会进入这种状

态？"他说他可能知道。我说："你觉得自己快进入这种状态、要出问题的时候，就往前调两个时间点，跟老师说'能把我妈找来吗？把我接走'。"学校老师也不愿意让他这么闹，不想让整个课堂都是乱的。后来家长就去跟老师谈，老师同意了。小朋友有一回状态不对了，预感自己可能快要出问题了，就跟老师说能不能先离开教室，把他妈找来，老师就把他妈找来了，他妈就带他出去玩了一下午，当时他的情绪就被安抚了，表现很好。

那次以后，孩子和家长才发现，原来还有这样一种应对的措施，可以让孩子灵活地上学，也能解决问题。当孩子觉得不行、快出问题的时候，家长要去处理。家长要知道快出问题的时候孩子的表现，不能等出问题了再干涉。已经出问题了，这时孩子处在急性应激状态，很多操作其实是无效的，最多只能安抚他。如果我们能做到在更早的时候发现问题，把他带出去，事情就解决了。这就是陪读的意义。

会不会被霸凌是要不要请陪读的分界线，只要孩子有可能被霸凌，就应该陪读。有一个家长说她家孩子8岁了，别的同学会一起打他，这种情况绝对应该请陪读，一定不可以让其继续发生。如果小孩很弱，胆子非常小，有退缩表现，就需要陪读。

有一位妈妈说她儿子快8岁了，在学校被几个男孩围着打。妈妈觉得自闭倾向的小孩很难让别人对他好，因为他们说话总是打击人，不顺着对方说，还特别容易惹事，很容易触动对方的神经。其实他前面做的事情很可能就是一种攻击，进而招致对方的攻击，尽管他打不过对方。他的同学们关系好，合伙打他简直太容易了。我让这位家长陪读，她不愿意，也许是因为经济方面的原因。但这种情况我觉得一定要陪读，否则解决不了问题。此外，一旦小孩在学校遭受长期的校园暴力，就可能产生某种被害妄想，这种创伤可能是将来出现精神分裂倾向的基础。真的变成严重的精神疾病就更难治疗了。那位家长说要找老师，实际上找老师的效果并不好，那些同学已经打完她孩子了，打都打了，老师最多让那些小孩不再打他，而那些孩子还不一定能有效执行，也没有办法让他们接纳他。这个孩子如此孤独，以至于需要去刺激别人让别人接纳他。这种情况我认为家长就应该陪读。需要的时候陪读能安抚孩子，小事化了。因此，面对这样有风险的情况，应当让孩子尽可能地晚上学，如果上学就尽量陪读。

陪读就像是给孩子请了一个保镖。这样的孩子通常心智年龄非常小，还是一个小宝宝的状态，需要有一个成年人跟着，以确保他在心理上是安全的。因为如果他感觉不安全，他的眼神里就会透露出恐惧，别人能识别出来，进而欺负他。家长要知道这一点，然后去补救，方法可能就是陪读。

曾经有一位家长来找我，说他家孩子上一年级，有一点点精神分裂的倾向。他在学校里跟一个小女孩起冲突后，推了一把那个小女孩，对方撞到头，流了一点儿血，最终也没有什么太大的事情。但那个小女孩也很厉害，被推倒撞了一下以后，转头冲他说："我做鬼也要抓你！"然后他就表现出症状了，觉得他家楼下所有的车都是警车。

家长说自己问过精神科医生，对于这样的症状他们会按照精神分裂症的性质进行诊断性治疗，但我认为这更像创伤性的应激反应，孩子会有类似的被害妄想，可能也会有推倒那个小女孩的内疚、恐惧。另一个问题是，孩子的爸爸那段时间在外地做生意，基本上是妈妈在带孩子。孩子缺少父亲陪伴，可能会有很强的不安全感。

我就跟孩子妈妈说，小孩安全感不足，缺乏男性形象的关照，需要找人陪他。于是他们家在每天孩子下课后就请人陪孩子玩，有的时候是大学生，有的时候是他们以前单位的同事，反正有人愿意挣这几十块钱。陪玩也不用教什么，只要接孩子放学，带他出去遛遛弯儿就行。这样带了好多年，孩子爸爸说按50块钱1小时计算，花了不少钱。

当小孩很弱的时候，他就需要心理很强的人支持他，陪读其实发挥的就是这个作用。陪读不是为了校正他，而是为了安抚他，告诉他"没事儿，有我在，事情都能解决"。所谓的影子老师会去校正孩子的行为，总是督促他专心听讲，做好作业，遵守纪律，小孩对这种老师会感到厌烦，所以我们不需要这种特教老师，而需要一个安抚者或者说一个淡定的人。面对事情的时候，我们的态度应该是"这事儿不大，都能搞定，你只要依靠着姐姐、哥哥、叔叔或者阿姨就可以了"。当然我们也不能影响课堂纪律，如果有影响的话，我们就出去玩。

　　以前有一位来自中国香港的家长找我咨询，说他请影子老师陪读，当时学校的想法跟我是一样的，希望陪读老师安抚小孩，小孩受不了就带他出去玩，结果那位影子老师天天指点小孩，弄得孩子情绪不好，学校的老师都看出来了。学校对这个影子老师非常不满意，然后影子老师觉得自己特别专业，校长和老师都不懂特教。结果是学校老师和影子老师发生对抗，各持己见，家长都吓到了。

　　家长和我说起学校老师和影子老师冲突的时候觉得那简直是一场灾难，我和家长在上学这方面原先就有共识，让影子老师带着孩子高兴就好，不影响课堂纪律就不需要太管孩子。但是影子老师觉得自己很专业，甚至自己的专业都可以凌驾于学校老师之上，想指挥学校老师按照自己的方式做。影子老师也不听家长的意见，影子老师觉得自己才是最专业的，所有人都得围着她的指挥棒转。等冲突发生时，家长很紧张。我和家长分析了一下，这个事情并不大，校长和老师只是不喜欢影子老师，觉得她对小孩太严厉了，校长和老师还是很喜欢他家小孩的，并没有想让孩子退学，估计他们的意思是要让家长开除影子老师。后来家长和影子老师解除雇佣关系，然后雇了另一个陪读老师。这个老师是位三十多岁的男士，好像是学舞蹈的，后来又到澳大利亚学了心理学，体力挺好，脾气不错，还和小孩的班主任是朋友。陪读到位后，形势变好，没有那么多冲突了。

在陪读的领域中，各方的理念不一致就会发生很多冲突。如果家长花钱请的陪读老师不能发挥陪读的功能，更多的是矫正孩子，和孩子、老师、家长都有冲突，那么这就是问题了。当然也有家长请人陪读就是要影子老师这样的，家长和影子老师观念倒是一致，但是孩子很反感影子老师，觉得影子老师不是个帮助者，是个迫害者。这可能会加重孩子的问题，而不是缓解孩子的问题，完全违背了请个人照顾孩子的初衷。

我们希望的是什么？学校希望的可能是小朋友学习好，但我们现在的目标不是学习好，而是让小朋友在学校待下去。在这个过程中，小朋友要过很多个坎儿，比如说，他首先要感知环境是否安全。当有保镖在时，他知道别人不会真的欺负他，就会觉得自己是安全的。如果没有保镖在，我们就要先确保他能感知到环境是安全的。

现在某些学校有的时候比家长还明白。原来都是家长主动跟学校谈要陪读，现在知道陪读的重要性以后，很多学校要求家长陪读，否则学校无法管理孩子。现在学校的观点转变是因为他们逐渐意识到，从管理上来说，陪读对他们是有利的，可以让他们承担更少的责任。

在班级里介绍陪读可以有很多方式。大部分的介绍需要先介绍陪读的对象，再说明原因，即因为他有一些情况是需要特殊照顾的，所以带了陪读者。在这件事情上，付钱的人是拥有话语权的。

同学们可能对同班同学能带陪读者上学这件事有意见。有的小孩可能会说"为什么他妈妈能陪读，我妈妈不能陪读"。有的有问题的小孩自尊心强，可能会不想带人陪读。但是该陪读的时候还是应该陪读的，即便他不愿意也要陪读，因为父母有评判孩子安全与否的责任和义务。当孩子处于不安全的环境中时，在我们不能让他所处的外环境马上变好的情况下，我们必须用外力去干涉环境，这时候陪读就非常有效。真的请了一个陪读者在孩子身边后，很多恶性事件便不会发生。

有些家长可能是在乎面子，觉得孩子带个陪读者是有问题的表现，不太愿意跟大家介绍孩子为什么需要陪读，但是从长远来看，陪读对孩子的康复是有利的，尤其是需要防止霸凌的时候。

如果孩子所处的环境不安全，家长应该至少请一两年的陪读以保证孩子处于非常安全的状况。

第二节　陪读如何选择

家长可以自己陪读，也可以找人陪读。我不推荐家长亲自陪读，因为要是家长在学校里发现自己的孩子和其他孩子有差距，很容易受伤。如果找人陪读的话，要找心理素质好的，不要找训练师或者特教老师。实际上，陪读这件事非常考验家长的选人能力。

陪读者的心理素质一定要好。我曾经接触过一位小朋友，非常闹腾，把年龄大一些的保姆闹得心脏病发作。还有一个小朋友，办理了随班就读，还带了陪读。刚开始他很少上课，没有出现什么问题，后来他上课多的时候出现了干扰别人的行为。当时他们坐的凳子的腿可能是铁质的，他不停地制造噪音。我建议陪读者带他出去，结果家长说还没带他出去，陪读者怕干扰到别人，先开始紧张了。实际上，陪读不需要这样紧张，小朋友干扰课堂，带他出去玩就可以了。

我们不需要训练师一样的陪读者。有个家长最开始请的陪读者是训练师，小孩跟陪读者关系不太好，后来再请的陪读者是学精神分析的，对待孩子的态度特别不一样。作为家长或看护者，最讲究的是陪伴质量，即小朋友是否喜欢陪伴者。如果连被小朋友喜欢都做不到，只想着在技能上让孩子有多大的提高，这样的人就不太合适做陪读者。

从另一个角度来看，陪读者其实相当于陪孩子的保姆，但不同于做饭保姆。以前有一个家长有一个上幼儿园的孩子，他们家的保姆做饭、打扫都很好，对小孩也好，于是他们家索性就让这位保姆陪读。结果，过了一段时间，孩子就诱发了保姆潜在的精神疾病。现在普通小朋友都能把老师气得没办法，何况有问题的小朋友。由此可见，陪读者并没有那么好当。

陪读者实际上是在帮家长照顾孩子，其需要的技能和保姆的不一样。陪读者的人际能力要很好，以便在社交中发挥润滑剂的作用，进而在学校跟各方打好交道。考虑到小朋友可能不具备辨别力，或者他的状况不太好，陪读者有时要判断周围谁是有风险的，谁是没有风险的，还要评判当前的社交场合适不适合小朋友参与，不适合的话要把他拉得远一点儿。

小孩出现各种各样的问题很考验陪读者的应变能力。家长要找应变能力强的人做陪读者，要明白并不是所有人都能胜任陪读者这个角色。

第三节 去哪里找陪读者

招陪读者的渠道很多，可以到保姆市场、大学生人力资源市场或家教市场等地方招募。还有一些即将考研的人也很愿意当陪读者。如果孩子问题不大，只要课间看着不被欺负就好。考虑到这个工作事情比较少，风险低，只需要陪孩子坐着，该看书看书，小朋友闹腾就带他出去溜达一圈，愿意接受这个工作的人应该挺多的。陪读在孩子旁边给他一些力量，每天带他到处走动一下，在孩子上课的时候做做自己的事情，比如看看考研的书，我觉得非常合适。

我知道的做得最好的陪读者是一个备考艺术院校的高中女生。她备考艺术的那一年就陪着那个小朋友瞎混，混得风生水起。她天生有这种能力，觉得陪伴不是事儿。她跟小朋友的小学老师关系非常好，能够打成一片，其他人际关系也不错，所以她觉得陪读这活儿简直就是白捡钱。同样是陪这个孩子，其他的陪读老师心脏病都快发作了。只要孩子在课堂上弄出点儿动静，其他陪读老师就焦虑得不行。

还有一些人，比如要学习心理咨询的，也可以当陪读者。陪读者只需要在学校确保小孩没被欺负就可以了。能拿几千块钱的工资，按时上下班，这样简单的工作其实有人是愿意干的。陪读者还能近距离观察孩子的发展变化，可以学学怎么亲自带有问题的孩子，从而对儿童心理以及儿童教育有更深的了解。

除了陪读者之外，还有陪玩者。我有时会跟家长提议找陪玩者，因为家长自己是陪不动的。如果家里经济条件较好，家长不应该把钱花在训练上，而应该花在给孩子找陪玩者上。哪怕是找大学生爱心社的人，家长也要给人家一些钱。陪玩者跟家长的交接是一个过程，一开始陪玩者可以只是旁观家长和孩子玩，然后二者再慢慢交接。比如说，今天的一小时他是看着亲子在玩，之后的一小时里他可以跟孩子玩十分钟，以此类推，慢慢交接。需要注意的是，看家长陪孩子玩的时间也是要付费的。

有一个家长给自己家的小朋友找陪玩者，找得特别好。那次是她带儿子和母亲一起去伦敦参加培训，就找了一个导游当陪玩者。导游每天带一老一小逛一两个景点，回家之后继续陪着孩子玩一会儿，家长付一天导游费。任何职业的人都能当陪读者。家长不需要局限于老师这个人群，其实很多职业的人陪玩都可能很不错，比如导游里就有很会陪小孩的。现在导游行业不景气，跨行业找陪读者、陪玩者都很合适。

根据我工作这么多年的经验来看，家长还是不要在训练师或特教群体里面找陪读者、陪玩者，因为他们的目标定位不是陪玩、陪读，他们总是觉得自己是专业的，要教好小孩，要自上而下地教，而不是平等地陪伴。我们现在招陪读者或者陪玩者的目的是让小朋友不出事，快乐，愿意去上学，这样就可以了。其他的好处如果能多得，我们就多得点儿；不能多得，其实也没有关系。

第四节　哪些孩子需要陪读

小朋友上学的时候，请陪读者的原因五花八门，有些学校的老师容易同意，有些不容易同意。通常有外显问题的孩子会影响课堂，老师现在都知道应该让他请陪读者，但是对于有内隐问题的孩子，老师看不出来他们有陪读的必要，这就比较麻烦了。以下列举了一些需要请陪读者的情况，家长和老师可以根据实际情况定夺是不是要请陪读者。

胆小、退缩的孩子

在通常情况下，不是胆小、退缩就需要请陪读者，但是胆小、退缩到影响情绪，严重到可能有潜在休学、退学或者精神疾病倾向的，就应该请陪读者。陪读者就是给孩子壮胆的。当然那些被校园霸凌的或者因为有类被害妄想而攻击他人的，本质上也是胆小和退缩的，但是我们不列在这个部分讨论，之后会单独讨论。

有一个孩子不愿意上学，完不成作业，在家情绪化严重，经常歇斯底里发作，这种情况多半和胆小、退缩有关。孩子在家里发起脾气来还是挺厉害的，可是在学校很可能表现很好。我还见过一个小男孩有抽动秽语症，在家里每天上学之前会骂妈妈，情绪不好，但是在学校的表现是看不出来问题的。我认为这种孩子都应该带陪读者，但是家长很难和老师谈明白，毕竟在老师看来，孩子在学校里一点儿问题都没有，怎么也看不出来有陪读的必要性。实际上，这些孩子的问题都急到火烧眉毛了，说服老师真的很难。如果他们在学校失控了，大概率老师会同意陪读，问题是这些孩子本身是压抑的，异常地压抑自己，宁肯回家发飙，也不在学校表现出来，除非实在压不住了，才会彻底大爆发。

如果学校和老师宽容一些，允许家长请陪读，可能他们会很快度过这个不良的阶段。如果孩子仅仅胆小、退缩，那么他们可能需要陪读的时间非常短，且配合一些心理咨询，其康复效果会比较好。

问题行为影响课堂的孩子

如果小朋友上学影响课堂纪律，影响老师上课，基本上老师都知道孩子需要陪读。

我曾经见过几个多动症的小孩，上课动起来会严重影响教学，老师会要求家长带孩子找心理咨询师，家长不觉得有必要。比如，老师上课背对全班同学写板书，写完一回头，多动的小男孩不知道什么时候已经走到讲台前，抬头问老师什么时候下课，老师气得不行。另有多动的小男孩上课会乱跑，还会跑出教室。老师挺宽容的，说不跑出教室在班级里跑跑也行。老师看不住，就让家长来陪读，先是姥姥，然后是妈妈，最后是爸爸，都陪过。陪过之后，家长承认孩子确实有问题，才会想去做心理咨询。这类孩子的陪读都是短暂的，其问题不是很严重。心理咨询要解决的是就可被老师和学校接受的多动行为，和老师谈判好，也和孩子商量好。这类孩子不喜欢陪读的限制。当然，还是要解决这些孩子背后的一些焦虑问题。

类自闭倾向的孩子的多动行为比较麻烦，影响课堂会非常严重。最近一个家长说她的儿子开学三天成了学校的名人，第一天虽然有些小动作，但是整体还好；第二天人整个像疯了一样，不停地拍桌子和乱跑，老师根本没法儿上课；第三天学校让家长去陪读，结果孩子表现挺好。

这类孩子的多动和扰乱课堂纪律行为基本上是严重恐惧的表现，他已经压抑不住自己的情绪，直接在课堂上释放了。如果有这些外显的行为，老师基本上会认为可以请陪读的，不然就是劝退了。现在融合教育不允许随便让孩子退学，所以学校和老师基本上可以接受陪读的存在。

我觉得这类孩子比那种压抑自我的孩子在请陪读者方面是有优势的，因为老师看到了外显的行为，家长会和老师讨论陪读，孩子直接推动了陪读的进程。

一般来说，如果陪读者是孩子的依恋对象，能够在情绪上安抚孩子，让孩子觉得自己是有依靠的，那么孩子外显的行为问题就会明显减轻。

被校园霸凌的孩子

曾经我和一位咨询师聊起一个案例，大概就是一个中学男生因为自己是同性恋，被学校的其他孩子霸凌。她问我这种情况怎么处理，还说有别的咨询师要帮忙在网上写不应该歧视同性恋。我说这和同性恋没有什么关系，任何孩子只要透露了某些可以被欺负的信号，就可能是被霸凌的对象。这个孩子就应该带陪读者！如果校园霸凌持续存在，就应该即刻解决问题，而陪读是很好的阻断校园霸凌的手段。这位咨询师还挺吃惊的，原先只知道自闭症孩子被欺负的时候需要陪读，同性恋被霸凌的情况也需要陪读是她没想过的。

无论有何种问题的孩子，如果在学校里可能被霸凌，就需要考虑陪读。判断谁需要陪读，要看情况。如果有暴力倾向的只有一个孩子，他对很多孩子施暴，那么是他需要陪读；如果是一个孩子被班级里很多男生欺负，那么是他需要陪读。陪读的钱应该学校和霸凌者出，毕竟这是学校的事故，也是霸凌者应该做出的经济补偿，做错了事的人应该受到惩罚。这都是我们期待的理想状况，通常都是被霸凌者的家人自己花钱请陪读者。学校能允许陪读，很多家长就已经感恩戴德了。

我接触过很多被霸凌的孩子，什么情况都有。有些孩子本身没有问题，只是性格比较温和，也会变成被欺负的对象。可能骨子里这些孩子会有胆小、怕事、退缩的特点，在被霸凌后会产生很多心理问题。在被霸凌最严重的孩子中最常见的是自闭症孩子，他们本身就比较弱，而且表达能力比较差，有事不会告诉家长和老师，被欺负后反应会比较大，会让霸凌者产生某种欺负人的快感，这种情况一定要陪读。

校园霸凌是绝对不能容忍的，这是不可以踩的红线。被校园霸凌之后，有些孩子会有精神分裂症的迹象，会有类被害妄想。他们持续被伤害，并把这种被伤害的感觉泛化到各种人际关系中，这对他们的生活产生了极其严重的负面影响。

校园霸凌也是被霸凌者容易失学的主要原因。学校常常对霸凌者的惩罚几近于无，导致被霸凌者完全得不到应有的保护。学校一定要重视这个问题。陪读在某种程度上对于被霸凌者是比较行之有效的应对模式，可以即刻解决被霸凌的问题。

有攻击性的孩子

前面讲的是被霸凌的孩子，配对出现的是有攻击性的孩子。到底应该哪一方请陪读，要看具体情况，尤其是攻击性的种类。

孩子攻击他人可能是因为他的攻击性平时被压抑了，他需要发泄愤怒，也可能是因为他的家庭变相鼓励了他的攻击性，他有可能会攻击很多无辜的同学。这个时候就应该是这个有攻击性的孩子请陪读者，不可能被他攻击的每一个孩子都请陪读者，这非常不经济而且陪读太多了，很难控制。

陪读未必能拦住这类孩子的攻击性。在陪读者很难请到的情况下，经常是孩子的亲属来陪读，但是效果不是很好，比如祖辈陪读，因为年龄比较大，体力和反应速度跟不上，很难有效拦住孩子的攻击。父母陪读的时候，也会出现某些问题。通常这些有攻击性的孩子的父母的情绪也不稳定，其父母面对学校的冲突时，可能用各种有问题的方式，比如帮助自己的孩子攻击别的孩子，没有阻止暴力反而推波助澜。有的时候，他们一旦看到孩子的暴力攻击，就激动万分，直接对自己的孩子暴力相向。家庭问题很可能直接暴露在课堂上或者课间。如果父母自身有问题，学校要让父母请外援来陪读，否则孩子在学校的情况更不可收拾。

针对这些跑到学校来发泄被压抑的攻击性的孩子，学校应该建议家长带孩子接受家庭咨询。如果不解决家庭背后复杂的问题，那么孩子的攻击性很难得到有效的控制。其他家庭的孩子也有安全的需求，这些有攻击性的孩子和家庭要负起应有的责任。

除了单一的孩子攻击很多孩子的案例，还有很多孩子攻击某一个孩子的案例。其实很多孩子本身都有被压抑的攻击性。和别人一起对他人攻击，可以让他们享受攻击的快感，这类似于团伙作案。

在这种情况下，不太可能每个参与校园霸凌的孩子请陪读者来看着他们不去攻击他人，比较适合的是那个被他们欺负的孩子请陪读者，但是那些孩子的家长应该为他们孩子的不良行为买单，他们有义务对那个被集体霸凌的孩子进行赔偿。赔偿的内容包括为受害者支付请陪读者的费用以及受害者家庭接受心理咨询的费用等。当然这些参与校园霸凌的孩子也应该和家长一起去做家庭咨询。家长要反思教育中出现的问题。父母要有效限制孩子的攻击性。

还有一类孩子本质上是被霸凌的孩子，但是他们在青春期力量增加，在体力上能进行反击了。他们在反击的时候往往把握不好力度，结果大家看到的就是这个孩子攻击性太强，已经没人关注之前是别人怎么欺负他了。这类孩子请陪读者的效果就很好，陪读者的存在让其他孩子没办法有效发起攻击。霸凌没办法完成，那么这类问题孩子就没必要反击，或者陪读者会有更好的反击方式，比如和老师谈，和那些孩子的家长谈。陪读者的存在基本上能从根本上杜绝他人招惹这类孩子，让这类孩子不会有后续的反击。

以前我看到过一个国外的视频，内容是一个高中的孩子暴力攻击老师。从视频中看，至少我觉得老师离孩子太近了，孩子的身体是有反应的，可能老师觉得自己是在帮助他，但是孩子觉得那个距离太近了，忍受不了，于是跳起来暴力攻击了老师。这种孩子应该陪读，而且陪读者要能知道孩子需要他人和他保持多远的距离，让他觉得安全，阻止他人离他太近，和其他人解释他需要的安全距离是多大，避免他的恐惧升级，失去理智，进而暴力攻击他人。

有越界行为的孩子

这些越界的行为有时候未必是暴力。虽然孩子年龄小，不能给他扣个违法的帽子，但是他的行为是社会所不能容忍的。

比如，小学四五年级的小男孩会在课间十分钟冲进女厕所，也许未必真的要冲进去，而是做出要冲进去的姿态，这让学校很紧张，也让同学很紧张。看到这些人很紧张，有人还拦着他，小男孩可能会被强化，觉得这种行为很有意思。家长也会找人咨询怎么让小男孩压制住这种冲动，想迅速解决问题。我觉得咨询不可能有立竿见影的效果，孩子需要的是陪读，至少保证课间十分钟能有专人拦着他做这样的事情。之后才是具体做咨询，分析到底背后的问题是什么。可能解决背后的问题是一个缓慢的过程。

也有小朋友不知道人际距离，不觉得离他人太近是一种侵犯的表现，比如有四五年级的小男孩会去抱同班的小女孩，他觉得他喜欢那个小女孩。他可能不止抱过一个小女孩。那些被他抱的小女孩会觉得被严重侵犯了。虽然看起来这个小男孩本身没有明显的恶意，但是他这种越界的亲密行为在他人看来就是侵犯。大人告诉小男孩，不能随便抱和亲小女孩，得征得对方同意，小男孩说："不问，问了对方肯定不同意。"他是知道这里面的逻辑的，但是他就是控制不了自己的冲动。这个时候就应该让陪读者来阻止和限制他的行为。

如果这类行为不能得到有效阻止，这类孩子就有可能迫于其他家长的压力，而面临失学。

有自伤行为或者某些疾病的孩子

有些孩子会在压力之下有自伤行为，比如可能撞头，扯掉自己的头发。我还听说过有孩子会威胁大人自己要跳楼，是真的会做出跳楼的系列动作。这类孩子是需要陪读的，不要等他自伤时才处理，要提前把他带离压力大的环境，少上部分课程，防止应激的情况发生。

还有一些孩子有某些疾病，压力可能会引发这种疾病。也许孩子本身并不能建立压力和疾病的联系，但是我们还是要假定二者是有一定联系的。癫痫发作、因血管痉挛导致晕倒，这些情况都是非常危险的。如果没有成人监护，孩子容易处在危险之中。

自理能力不足的孩子

有些孩子到7岁后还有大小便失禁的问题。这类孩子也需要陪读。不可能老师一边给几十个孩子上课，一边给这个大小便失禁的孩子换衣裤。

也有一些没有这么严重的孩子。我听一个家长讲，他家的孩子是需要陪读的。这个孩子只是偶尔有大小便问题。她说有一次孩子上课上不下去了，陪读者带他去操场上玩了一会儿，结果他就在操场上脱裤子大便了。陪读者还挺淡定的，找了工具把操场打扫干净，直接默许了这种行为，孩子后续没再出现这个问题。像这样自理方面偶尔出问题的孩子也需要陪读。

无论哪种情况，陪读的目的都是给孩子以安全的环境，也就是不伤害自己，不伤害他人。陪读也在很大程度上减轻了学校和老师的负担，将个别孩子对整个的班级干扰降到最低，让学校和课堂得以有效运作。

第五节　陪读的阻力在哪里

陪读的阻力有很多，比如需要陪读的孩子和家长不愿意，老师和学校不愿意，其他孩子和家长不愿意，陪读的资源有限，陪读的费用较高等。

需要陪读的孩子自己不接受陪读

首先是出于从众心理。大家都没有陪读，就自己有陪读，看起来就很怪，也容易被同学戏称为小小孩或者有问题的小孩。其次是因为孩子觉得陪读者是来监控自己的，本来他在学校已经过得很痛苦了，陪读者作为监工让他更难应对，他会非常讨厌这类老师角色的陪读者。

孩子的家长不接受陪读

首先，家长会觉得，大家的孩子都不需要陪读，只有自己的孩子需要陪读，那不是一眼就能看出来自己的孩子有问题？有些家长掩耳盗铃，觉得只要不请陪读，孩子看起来就没问题，背后的防御机制是否认。其次，家长很难和老师去谈需要给孩子请陪读这件事。家长怕老师拒绝，因为这种拒绝确实是很常见的。有些家长也不愿意请陪读。这个过程很痛苦。有个有问题的孩子需要不停地请陪读，这对父母来说是创伤性的过程。有个家长说她请过一个学心理咨询的人陪读，结果陪读者先把她训了一顿，说孩子有各种问题。这个家长和我说"没问题那还请啥陪读？就是问题大了才请陪读！"。还有就是钱的问题。陪读的费用相当于一个人的工资，甚至更多，这是一笔非常大的开销。在物质和人际资源都很有限的情况下，让家长请陪读的阻力很大。

需要陪读的孩子的其他亲属不愿意

有些老人早年生活困难过，要花那么多钱请陪读，他们从骨子里就是反对的。他们觉得破坏请陪读者的过程，逼走陪读者，就可以省钱了，可是这些老人自己又陪不了孩子。还有的时候，家长一直瞒着自己的父母有关孩子的问题，一旦请了陪读者，父母就知道了，他们担心这会引发更大的问题。

来自学校的阻力

十几二十年前，陪读是非常少见的，老师都没见过这种形式。最开始同意陪读的学校都是最先吃螃蟹的。没有任何的指导依据，同意陪读在学校的教学机制中就是冒险。老师方面的阻力来自他们会被一个陪读的成年人看见。如果在一个封闭的机构中不被看见，老师就不用表现那么好，不需要有面对一个外来成年人的压力。有些老师在有陪读的情况下需要花精力做形象管理。当然这些原来有阻力的老师后来发现了有陪读的好处，那就是多了一个成年人可以部分帮他们看着班级，他们有事能出去一下。有这么一个外人做润滑剂，老师面对的冲突也会减少。在我的咨询中，我会让家长明白对老师的期待和对陪读的期待是什么。

来自其他孩子的阻力

尤其是来自小小孩的阻力，这背后其实是竞争。有很多幼儿园小朋友害怕幼儿园，不敢去，也想带个保镖一样的人。他们会回家和家长抱怨为什么他们不能有陪读，为什么爸爸妈妈不能和他们一起进教室，实在不行请个人陪他们也行。这种抱怨或者期待会让家长承受压力，并给老师制造压力。

来自其他家长的阻力

很多家长都有分离焦虑，担心自己的孩子在学校里受到伤害。有些家庭里是有比较闲的人可以去陪读的，虽然没啥事情，但是感觉陪着孩子更安全些。这些家长可能觉得凭什么陪读的那个孩子有特权，他们也希望自己的孩子有这种特权。这种心态会给学校造成压力。

来自陪读方的阻力

陪读者更像一个临时工，没见过几个人是把陪读当终身事业的，毕竟工资不是很高，也没有保障。陪读是非常不稳定的。能幸运地请到稳定陪读的家庭很少，尤其是那些孩子攻击性强的家庭。

学校有特殊要求

有国际学校虽然同意家长请陪读，但是要求陪读者在学校里说英语。这个条件就太高了，导致家长好多年都请不到合适的陪读。

总之，请陪读的过程会面临各种问题。仅仅是看看上面这些内容，就觉得心累了，家长回避请陪读也是情理之中。

第六节　父母自己陪读还是请人陪读

在通常情况下，我是不建议父母陪读的。当然也会有少数父母陪读陪得非常好的，但是这绝对是极少数。

自己的孩子和其他孩子有明显差距，陪读的过程很容易让父母的心理失衡。知道是一回事，每天看见是另一回事。如果请一个陪读者，焦虑就会大减，孩子也会感觉舒服些。在父母的焦虑水平很高的情况下，孩子会吸收这种焦虑，孩子的情绪会更不好。

请人陪读还可以保住家长的工作。建议家长，尤其是母亲，宁可请陪读，也不能不上班。保住自己的工作，给自己的未来托底，无论对于母亲，还是对孩子来说，都是更安全的。当然这里主要说母亲的原因是现实中大部分是母亲辞职带小孩。我也看到过父母都辞职的，觉得多带几年就能带出来了，这个不好说。建议家长不要冲动离职，要做好长期抗战的准备，家有余粮才心里不慌。

对于问题儿童的父母来说，上班能使他们和孩子在一定时间内做出心理上的分离。如果父母和孩子时刻绑在一起，不良情绪就会在父母和儿童之间传染。父母要有喘息之机，要让自己活下去，这样才能更好地保护自己的孩子活下去。

问题儿童的父母在上班的时候可以接触不一样的人、不一样的信息，可以把自己暂时从狭小的只与问题儿童交往的环境中剥离出来，拓展自己的人际空间，丰富自己的生活，让自己更健康些。我很反对问题家长和问题家长混在一起，环境里的不良情绪是会互相传染的。我比较倾向于让问题儿童去普通儿童的生活和学习环境中，去下意识地和普通人认同。

很多问题儿童的父母的工作是比较有保障的，比如有五险一金。就算大部分工资都用来请陪读，至少他们还是有养老保险的。

一般我都会劝家长不要轻易辞职，尤其不要两个人都辞职，背水一战的感觉很危险。能外请陪读就外请陪读。

第七节 谁来请陪读，费用由谁来出

陪读可以由问题孩子的父母来请。我前面说如果霸凌者的家长不想请陪读，学校可能也会让他们请陪读。特殊学校会派出老师指导普通学校特教方面的工作，指导普通学校的老师理解和接纳特殊的孩子，这通常会增加老师的压力。我觉得不如把这些费用用来请陪读。

目前来看，请陪读多半是问题孩子的父母请，其经济压力是非常大的。当然谁请的陪读是非常不一样的，毕竟出钱的人有更大的话语权。虽然问题儿童的父母压力大，但是对于陪读的工作方向有非常大的话语权。任何事情都是好坏参半的。我建议问题儿童的父母来请陪读。如果学校或者残联能拨出部分的陪读费用，当然最好。毕竟减轻父母的经济负担，也会让父母的心理压力降低，有利于他们更好地陪伴孩子，孩子的康复机会也会更大。

第八章
心理咨询对于自闭症干预的作用

我们前面介绍了很多和家庭治疗以及自闭症家庭干预有关的原则理念，但是家庭治疗并不是唯一的手段。对自闭症的干预需要各种心理工作者的精诚合作。我在进行家庭干预时会结合多种方式，包括分别针对儿童个体和家长的个体咨询、游戏治疗等。在这里，我将做一个简单的介绍。

自闭症儿童父母的个体咨询

我曾接到过一个类自闭症的案例，案主是一个八岁的小女孩。来我这里咨询之前，小女孩的妈妈在一个精神分析师那里接受个体咨询。因为这位妈妈在自己早年被养育的过程中有创伤体验，个体咨询有效地缓解了她的部分症状，让她作为母亲的养育功能得到了一定的提升。虽然个体咨询不一定让她在养育技巧上有很大的提高，但是对于帮助她提高情绪控制能力还是非常有益的。后来，这个家庭到我这里接受家庭治疗，孩子的妈妈仍旧在原处继续做个体咨询。我认为这非常好。

在发现孩子出现问题之后，自闭症儿童的父母很可能处在应激状态。很多时候，他们会被孩子的自闭症打击，出现创伤后应激综合征（PTSD）。有些家长自己早年被抚养的体验很不好，就可能进一步遭受创伤。对于这种情况，我建议他们自身先做个体的创伤治疗。

如果父母早年和原生家庭的父母存在问题，那他们可能需要比较长期的针对自身的个体精神分析治疗。他们自己需要重新被养育，在此基础上才可能扮演好父母的角色，更好地养育孩子。

很多父母容易无视自己受到的创伤，或是回避自身在现在和过去经受的心理创伤，而幻想孩子的康复能让他们自己的心理创伤得到治愈。这种本末倒置的期望不仅难以实现，甚至会阻碍自闭症儿童的康复。按照结构家庭治疗的理念，这种期待背后往往存在着家庭等级翻转的问题，似乎父母需要通过孩子症状的康复来得到"养育"。而实际上，孩子根本不具有养育父母的功能，更何况自闭症儿童本身就处于非常严重的生病状态。

针对儿童的个体咨询

对于症状轻微的自闭症孩子，我们还可以考虑游戏治疗，比如采用沙盘游戏，配合家庭治疗。我这里有把家庭治疗和儿童的个体咨询结合起来的案例：有些家庭按照一个月或两个月一次的频率在我这里做家庭治疗，我主要观察并指导他们的亲子互动，同时这些家庭的自闭症孩子会在我的学生那里做沙盘游戏。但需要注意的是，沙盘游戏治疗对孩子的年龄有要求，前提是孩子要能理解游戏是什么，所以孩子至少要接近上小学的学龄。太小的儿童不推荐使用这种方法。

对于康复比较好的大龄自闭症儿童，从小学四五年级开始，他们会表现出各种让人困扰的问题，如忽视人际距离。在我所做的一个案例中，一个有自闭倾向的男孩在上小学五年级时，开始对人际感兴趣，喜欢抱别的同学，其中也包括女生。这让班里同学十分惊慌，大家很反感他这种行为，老师和同学都会找他家长告状。我跟小男孩交流说："你抱人家之前可以先问问，看人家同不同意。"他说："不问，因为问了肯定不可以抱。"这涉及心理咨询领域的心理教育部分，也是儿童个体咨询的内容之一。

大龄自闭症儿童还常出现的问题是他们在认知方面的偏差。他们倾向于夸大风险。比如，在我接手的一个案例中，案主是一个自闭症女孩。学校老师上课时讲到吸烟喝酒的危害，一般同学可能会认为老师只是在介绍健康知识，只有她非常在意，开始每天担心自己将来会吸烟喝酒，会因此导致吸毒。她天天琢磨这些，别的什么都干不了。这样的表现和强迫性思维十分相似。这个时候就需要咨询师有认知治疗的功底，在安抚的同时，也能温和地进行一些纠正偏差的工作。需要注意的是，太激进的认知矫正或许不适合自闭症儿童，因为他们的认知容易极端化，可能会因此认为咨询师对他们是不接纳的，甚至可能遭受二次创伤。

另外，在自闭症儿童个体咨询的部分，我们还可以做针对性的创伤治疗。由于他们常夸大风险，很多并无恶意的玩笑也会被他们解读为恶意。当然也确实存在一些针对自闭症儿童的恶意，比如同龄孩子对他们的霸凌。这些真实的或想象的人际方面的恶意，会导致他们在原有的创伤基础上进一步遭受创伤。这时，就需要有治疗受创伤儿童经验的咨询师帮他们理解、判断创伤的真实性，对于真实的创伤，教他们如何避免，对于那些非真实的、被他们放大的刺激，帮他们降低反应的强度。

针对父母的婚姻咨询

有些自闭症儿童的父母之间存在问题，而这个问题很可能是造成自闭症儿童创伤的部分原因，或者会阻碍自闭症儿童康复的进程。在这种情况下，我们建议父母做婚姻咨询。当然婚姻咨询本就属于家庭治疗领域的一个分支。家庭治疗方向有时可以分得很细，有些咨询师只做教家长怎么读懂亲子间的互动这部分工作，婚姻咨询的时候会转介给其他咨询师；有些咨询师只是针对婚姻咨询的，不懂自闭症的相关咨询，有可能和其他咨询师开展合作治疗；当然也有家庭治疗师这两项工作同时都承担。未来这些工作由不同咨询师来做的可能性更大些。如果父母之间存在婚姻问题，还是应该尽快解决，否则不利于自闭症儿童的康复。换句话说，婚姻咨询在整个自闭症儿童康复中是不可或缺的一环。

陪玩

陪玩的工作可以由心理咨询师承担，也可以由其他专业背景的人来承担。有些人有跟孩子相处的天分，可以在玩耍中激发出儿童的各种天分和动机，这是一种非常高级的陪伴。这些陪玩能力高的人不仅能使自闭症儿童直接获益，而且可以成为家长和孩子互动的模仿对象。此前媒体就曾经介绍过一种叫"遛娃师"的职业，从事者一般是拥有幼教或体育专业背景的年轻人，他们会带着学前阶段的孩子做各种游戏，基本上和我提出的这个陪玩的角色相同。在陪玩过程中，我们并不需要关注孩子学到了什么具体的知识技能。对自闭症儿童来说，他们能对人感兴趣，愿意与人互动才是我们追求的终极目标，其他可以看作副产品，有最好，没有也完全接受。

以上是我关于心理咨询行业可以在自闭症领域发挥什么作用的思考。这可以让自闭症儿童的父母了解如何对自己和孩子的状态进行评估，如何选择合适的心理咨询。很多家长不愿意在对自身的心理咨询上投入金钱或精力，然而在父母自身无法提高的情况下，他们很难为孩子提供一个安全的养育基地。如果家长在经济方面有限制，认为心理咨询花费太多，那么可以通过读书、听网课、找同伴支持等方式来提高自己。如果接收的信息在大方向上是对的，就可以部分缓解自身的问题。如果自身问题确实很严重，我们还是建议做系统的心理咨询，包括父母个体、孩子个体以及家庭的心理咨询。

北京市针对本市户籍自闭症儿童父母有一个专项补助，用于支持自闭症儿童的训练，在指定的训练机构可以使用这笔补助。基于我们的经验，我们希望这笔补助将来也能用于支持父母寻找心理帮助，而不是只用于自闭症儿童个人。自闭症儿童的父母身心越健康，家庭越和谐，他们的康复希望也越大。

第九章
关于依恋干预的新进展

父母对自闭症儿童的社会功能康复具有重要作用，现有的研究者已就这一观点达成共识。越来越多的实务工作者将父母培训纳入对自闭症的综合干预中。近十年来，相关项目的有效性获得了越来越多的实证研究证据（Lord，Elsabbagh，Baird，& Veenstra-Vanderweele，2018）。

目前针对自闭症儿童的父母的干预，目标主要包括两个：（1）为父母提供心理支持，提升父母的疾病适应和心理健康水平；（2）改进父母的教养行为，促进儿童的功能康复。基于这两个目标，相关干预可分为父母心理支持干预和父母介导干预（parent-mediated intervention）两种类型（Bearss et al.，2015）。有些项目同时关注两个目标，同时进行父母心理支持和教养支持工作。尽管我们的干预方案没有手册化，但是依然是围绕这两个目标开展的，跟下文提及的干预项目在内容和方法上均有类似之处。

父母心理支持干预主要关注父母自身的疾病适应和身心健康。此类项目大多涉及自闭症相关的健康教育，采用认知行为治疗取向或正念取向方法，帮助父母进行压力管理。有初步研究表明，此类项目能够有效缓解父母的压力，提升父母的效能感（Izadi-Mazidi，Riahi，& Khajeddin，2015；Samadi，McConkey & Kelly，2013），促进父母心理健康水平的提高（Hartley，Dorstyn & Due，2019）。

与父母心理支持干预不同，父母教养干预旨在通过提升父母技能，促进自闭症儿童的功能发展。传统父母训练大多是基于应用行为分析的干预，旨在降低儿童问题行为及提升儿童技能。近年来，基于依恋理论的父母教养干预开始兴起，并得到了初步的效果验证。父母的反应性、敏感性行为是此类干预项目的重要靶点。Siller等（2013）提出为期12周的家长培训项目FPI（focused playtime intervention），旨在通过示范、启发等方式，促进家长思考如何安排日常游戏，如何在游戏中识别和顺应儿童的需求和偏好，发展更多的亲子同步行为，敏感回应儿童需求，提升亲子互动质量。随机对照试验发现，FPI这一干预能够有效提升父母的反应性行为；对于语言能力较差的自闭症儿童来说，这一干预能够有效促进其表达性语言的发展（Siller，Hutman & Sigman，2013）。

Green等（2010）开展的父母介导的沟通干预（parent-mediated communication-focused treatment，PACT）遵循相似理

念，强调在自然情境和亲子互动中，通过指导父母更好地与自闭症儿童互动，提升自闭症儿童的沟通能力。PACT针对学龄前阶段的自闭症儿童的家长，共12次咨询，每2周1次，持续干预半年。该项目利用亲子互动的现场观察和录像分析，与家长探讨理解自闭症儿童需求和促进敏感性行为的策略，按照建立共同关注，促进同步性和敏感性行为发展，关注语言输入，建立日常流程和预期，提高沟通功能及语言和谈话扩展等目标，分阶段推进干预。多中心随机对照试验发现，PACT能够有效提升父母的反应性行为、幼儿的主动沟通行为和亲子的共同注意（Green et al.，2010）。在后续追踪研究中，参加PACT项目的自闭症儿童的症状水平显著下降，适应行为和亲社会行为获得显著改善，儿童的同伴问题也有所改善（Pickles et al.，2016）。

除了PACT，积极教养的录像反馈干预（VIPP-AUTI, video-feedback intervention to promote positive parenting adapted to Autism）也是这类干预中的典型代表。VIPP-AUTI是持续3个月，共6次的教养干预项目。主旨在于促进父母敏感性行为的提升和亲子关系的改善。VIPP-AUTI通过对亲子自由游戏和进餐时间的亲子互动行为进行分析，探讨父母敏感性行为的提高策略。该项目的效应也得到了随机对照试验的研究支持。研究发现，在项目结束时，VIPP-AUTI能够降低父母的侵入性行为，提高父母效能感，但对儿童的游戏行为没有即时影响；在3个月的追踪中，自闭症儿童的主动共同注意有显著提升（Poslawsky et al., 2015）。由此可见，促进积极教养行为的父母干预对提高父母适应能力，缓解自闭症儿童的核心症状和问题行为都有不同程度的促进作用。

除了直接关注教养行为，也有研究干预父母深入理解儿童的能力（父母的心智化能力），以建立更有针对性的、个性化的干预框架，促进更贴合自闭症儿童需求的积极教养能力的发展（Lieberman，2018）。Frolli等（2021a）在自闭症儿童接受每周15小时应用行为分析训练的基础上对其父母进行了两类干预，一类是基于应用行为分析原则的父母干预（简称应用行为分析干预），另一类是基于心智化理论的父母干预（简称心智化干预）。两组保持同样的干预时间和频率（为期6个月，共计24次干预）。结果发现，心智化干预组的儿童在共同注意、交流和社交能力得分的提升方面均好于应用行为分析干预组的儿童（Frolli，Bosco，et al.，2021）。

Enav等（2019）同时对父母的心智化水平和情绪调节能力进行干预后，发现这一干预理念能够显著降低自闭症儿童的问题行为。Frolli等（2021b）则在ABA干预中加入父母省映功能干预模块，结果发现，联合干预效应优于单纯ABA干预。

　　总的来说，基于依恋理论，通过亲子关系改善自闭症儿童社会功能的干预项目越来越多，干预有效性的证据也在逐步积累。除以上介绍的少量随机对照试验外，其他大多研究为小样本单组或非随机对照试验，所得证据级别较低（O'Donovan et al.，2018）。但现有研究证据表明，提升父母的心智化与教养行为，改善父母与自闭症儿童的亲子关系，有助于提高父母的养育效能感，对自闭症儿童的核心症状和问题行为有显著的干预效应。这些研究证据指明了这一干预方向的运用前景：如果父母内化了干预中传达的对自闭症儿童的理解、接纳，以及促进积极互动的相关策略，亦即掌握了与自闭症儿童建立良好关系的方法，这些态度和策略就会有助于自闭症儿童的家庭关系的良性发展，以及自闭症儿童的功能康复。这与本书的干预理念一致。当然，需要说明的是，本文介绍的手册化父母干预方法的干预目标更为聚焦，干预时间较短。在现实中，父母有更综合的干预需求，既需要积极调整自身的心理适应能力，又需要掌握与自闭症儿童建立良好关系的教养技巧。在我国手册化教养干预不足的背景下，遵循本书中涉及的教养理念，是家长进行自我调节和自我教育的可行途径。

参考文献

Bearss, K., Johnson, C., Smith, T., Lecavalier, L., Swiezy, N., Aman, M.,...

Scahill, L. (2015). Effect of Parent Training vs Parent Education on Behavioral Problems in Children With Autism Spectrum Disorder: A Randomized Clinical Trial. *JAMA: the journal of the American Medical Association, 313*(15), 1524−1533. Retrieved from https://go.exlibris.link/b5YK5BkG. doi:10.1001/jama.2015.3150

Enav, Y., Erhard−Weiss, D., Kopelman, M., Samson, A. C., Mehta, S., Gross, J. J., & Hardan, A. Y. (2019). A non randomized mentalization intervention for parents of children with autism. *Autism Research, 12*(7), 1077−1086. Retrieved from https://go.exlibris.link/mSxgzRxr. doi:10.1002/aur.2108

Frolli, A., Bosco, A., Carmine, F. D., Cavallaro, A., Lombardi, A., Sergi, L.,... Ricci, M. C. (2021). Parent Training and Therapy in Children with Autism. *Pediatric reports, 13*(2), 216−226. Retrieved from https://go.exlibris.link/7rm4QbVn. doi:10.3390/pediatric13020030

Frolli, A., Cavallaro, A., Oduro, S., Bosco, A., Lombardi, A., Di Carmine, F., & Ricci, M. C. (2021). DDAA and Maternal Reflective Functions. *Current Psychology*. Retrieved from <Go to ISI>://WOS:000677242000003. doi:10.1007/s12144−021−01818−0

Green, J. P., Charman, T. P., McConachie, H. P., Aldred, C. P., Slonims, V. P., Howlin, P. P.,... Consortium, P. (2010). Parent−mediated communication−focused treatment in children with autism (PACT): a randomised controlled trial. *The Lancet (British edition), 375*(9732), 2152−2160. doi:10.1016/S0140−6736(10)60587−9

Hartley, M., Dorstyn, D., & Due, C. (2019). Mindfulness for Children and Adults with Autism Spectrum Disorder and Their Caregivers: A Meta−analysis. *Journal of autism and developmental disorders, 49*(10), 4306−4319. doi:10.1007/s10803−019−04145−3

Izadi−Mazidi, M., Riahi, F., & Khajeddin, N. (2015). Effect of Cognitive Behavior Group Therapy on Parenting Stress in Mothers of Children With Autism. *Iranian journal of psychiatry and behavioral sciences, 9*(3), e1900−e1900. doi:10.17795/ijpbs−1900

Lieberman, A. F. (2018). Reflections on the theoretical contributions and clinical applications of parental insightfulness. *Attach Hum Dev, 20*(3), 333−340. doi:10.1080/14616734.2018.1446740

Lord, C., Elsabbagh, M., Baird, G., & Veenstra−Vanderweele, J. (2018). Autism spectrum disorder. *Lancet, 392*(10146), 508−520. doi:10.1016/s0140−6736(18)31129−2

O'Donovan, K. L., Armitage, S., Featherstone, J., McQuillin, L., Longley, S., & Pollard, N. (2018). Group−Based Parent Training Interventions for Parents of Children with Autism Spectrum Disorders: a Literature Review. *Review journal of autism and developmental disorders, 6*(1), 85−95. doi:10.1007/s40489−018−00155−6

Pickles, A. P., Le Couteur, A. P., Leadbitter, K. P., Salomone, E. P., Cole−Fletcher, R. P., Tobin, H. B.,... Green, J. P. (2016). Parent−mediated social communication therapy for young children with autism (PACT): long−term follow−up of a randomised controlled trial. *The Lancet (British edition), 388*(10059), 2501−2509. doi:10.1016/S0140−6736(16)31229−6

Poslawsky, I. E., Naber, F. B., Bakermans−Kranenburg, M. J., van Daalen, E., van Engeland, H., & van IJzendoorn, M. H. (2015). Video−feedback Intervention to promote Positive Parenting adapted to Autism (VIPP−AUTI): A randomized controlled trial. *Autism, 19*(5), 588−603. doi:10.1177/1362361314537124

Samadi, S. A., McConkey, R., & Kelly, G. (2013). Enhancing parental well−being and coping through a family−centred short course for Iranian parents of children with an autism spectrum disorder. *Autism : the international journal of research and practice, 17*(1), 27−43. doi:10.1177/1362361311435156

Siller, M., Hutman, T., & Sigman, M. (2013). A Parent−Mediated Intervention to Increase Responsive Parental Behaviors and Child Communication in Children with ASD: A Randomized Clinical Trial. *Journal of autism and developmental disorders, 43*(3), 540−555. Retrieved from <Go to ISI>://WOS:000315336800004. doi:10.1007/s10803−012−1584−y

新假说：自闭症是婴儿期的创伤后应激障碍

周婷　易春丽

本文是发表在《心理障碍与治疗杂志》上的英文文章[①]的翻译稿。

【摘要】自闭症是一种儿童神经发育障碍，影响着全球大量患儿及其家长。目前，自闭症的确切病因不明。通过对比自闭症和创伤后应激障碍的核心症状，以及整合激烈世界理论(intense world theory)和自闭症相关神经机制的研究结果，本文提出，自闭症可能是婴儿期发病的创伤后应激障碍的表现。自闭症或许和与依恋相关的创伤有关，但其发病是依恋创伤与个体神经基础交互作用的结果。基于这一假设，我们认为，自闭症儿童心理干预工作的主要目标在于帮助自闭症儿童重建与其父母的安全依恋关系，并帮助其重获安全感和控制感。

【关键词】自闭症；创伤后应激障碍；依恋；先天易感性；治疗原则

---

① Zhou T., Yi C. L.(2017). Autism as an Infantile Post-trauma Stress Disorder: A Hypothesis. Journal of Mental Disorder and Treatment 3: 142. doi:10.4172/2471-271X.1000142.

　　自闭症系谱障碍是指在儿童早期出现，主要表现为社交功能受损，行为、兴趣或活动受限、刻板、重复，对儿童的日常社会功能造成损害的神经发育障碍[1]。根据流行病学研究的结果，自闭症在全球的发病率约为1%，并在近年来呈现升高趋势[2~4]。

　　虽然自闭症的确切病因尚未确定，但研究者提出，遗传和环境因素都与其发病有关[5]。然而，目前大多数研究更加专注于发现自闭症的相关基因，对环境因素的关注较少。有研究指出，基因因素本身不足以解释自闭症发病率增长的情况，环境因素可能在发病率增长这一过程中起主要作用[5]。因此，识别与自闭症发病有关的环境危险因素至关重要。

　　根据目前的自闭症病因学研究的结果以及作者多年与自闭症儿童及其家长工作的经验，综合我们对自闭症诊断标准和创伤后应激障碍的理解，我们提出，早年创伤事件在自闭症发病过程中有重要影响；自闭症儿童的认知、行为和社交特征可以被看作婴儿期发病的创伤后应激障碍的症状表现。

在创伤后应激障碍的框架下解释自闭症症状

　　根据《心理障碍诊断与统计手册》第五版（DSM-V），以直接经历或目睹他人经历（特别是主要照料者）的方式，接触实际的或具有威胁性的死亡、严重的创伤或者性暴力是诊断创伤后应激障碍的必要条件。除此之外，还需表现出三个核心症状，分别是：

1）与创伤事件相关的闯入性症状，包括重复、闯入性的痛苦记忆、梦境，解离反应，以及接触象征或类似创伤性事件某方面的内在或外在线索时，产生强烈或持久的心理痛苦；

2）对创伤性事件相关刺激的持续回避；

3）与创伤性事件相关的警觉或反应性有显著的变化。

我们认为，自闭症的表现与创伤后应激障碍的症状正好符合，原因如下：

创伤暴露经历

在通讯作者经手的自闭症案例中，大部分都可以找到切实的创伤经历，其中包括早年与重要他人的分离、照料者的频繁更换、严重的躯体疾病以及在治疗过程中的恐惧体验、负性教养行为以及严重的家庭冲突。很多孩子经历了多重创伤，而自闭症的症状通常出现在某个显著创伤事件之后。在确诊自闭症之后，不适宜的处理方式也会再次创伤孩子，使症状进一步加重。这里我们用一个案例，讨论创伤经历的影响：

雷（化名）来找我们咨询的时候，已经是一个8岁的男孩，他在3岁的时候被确诊自闭症。在咨询中，我们发现在他3岁之前曾经经历过一系列创伤体验。在雷出生的时候，他出现了窒息的情况。这也许是他经历的第一个心理创伤，虽然我们无从知道这一事件的直接效应。两岁之前，他是一个发展正常的孩子。两岁后，他被送到奶奶家寄养，只在周末时与父母见面。这种与父母的强制性分离迫使孩子重新适应新的环境，并且和新的照料者建立关系。这一经历可能会破坏亲子关系，并且对幼儿来说，是潜在的创伤事件。在两岁的时候，雷还经历了一次严重的哮喘发作。他父母回忆这一经历，并描述："症状非常严重，必须住院治疗。医生和护士每天要给他打几次针，喂几次药。他反抗得很厉害，我们只能帮着护士按住他，不让他动。这确实是很痛苦的经历。"这次哮喘发作对于雷来说，是一次严重的创伤经历。几乎致死的症状让他非常恐惧，而治疗过程也把他吓坏了。虽然父母会跟雷解释打针服药的必要性，但他恐怕难以理解父母制止他的行为。对于受到惊吓、十分敏感的孩子来说，这一行为会让他丧失控制感并感到无助。他可能会解读为，父母和医生、护士一起来伤害他。在严重的哮喘发作不久后，雷的父亲因为工作的关系，被外派到另一个城市。在整个家庭中，雷觉得父亲是最了解他的人，他和父亲的关系最好。因此，与父亲的分离有可能成为另一个创伤事件。在哮喘严重发作和父亲到外地工作不久后，母亲观察到雷开始出现自闭症的一些表现，包括语言能力的退化和情绪问题。

上文提到，在诊断自闭症后，不适宜的处置方法会进一步让儿童产生创伤。这在雷的经历中有所体现。在雷2岁3个月的时候，为了纠正雷的不良行为表现，母亲决定把他送到幼儿园。然而，因为雷还不具备自己吃饭和上厕所的能力，他在幼儿园适应起来很艰难。幼儿园老师没有足够的耐心照顾他，并且认为他"有问题"。雷非常害怕他的老师，每天上幼儿园的时候都哭得很厉害。在此期间，他的自闭症症状越来越严重，在3岁确诊自闭症的时候，已经完全丧失了语言能力。

自闭症的症状会在3岁之前出现。这或许和埃里克森提出的第一阶段发展任务没有完成有关。根据埃里克森的社会心理发展阶段理论，个体从婴儿期到老年，需要经历不同的发展阶段，个体要实现健康发展，需要完成每个阶段的发展任务。其中，0到2岁的发展任务是建立对他人的基本信任感[6]。这一阶段发展任务的顺利完成有赖于孩子与主要照料者的关系，也就是依恋关系的质量。如果父母给婴儿提供了温暖、充满爱意和可以依赖的环境，婴儿对世界的基本认知就会是安全的。如果父母没有能够提供安全的环境，婴儿就难以建立起对世界的信任感。对外界的不信任感可能导致孩子在未来的人生中容易出现沮丧、怀疑的感受和退缩、缺乏自信的表现。

　　根据已有研究结果，和正常发展的孩子相比，自闭症患儿更不容易建立安全依恋关系。不仅如此，自闭症的严重程度和安全依恋呈现出显著的负相关[7~9]。我们可以从两个方向来解读这个相关关系。一种可能性是自闭症的症状会妨碍这类儿童和他们的父母建立安全依恋关系。这种可能性是存在的。但从雷的案例和我们的其他临床案例中受到启发，我们认为，可以从相反的方向来解释这一相关关系。在依恋发展的关键期，自闭症患儿遭遇了各种依恋相关的创伤经历，其与父母没能建立起安全的依恋关系。安全依恋的缺失导致其无法完成建立安全感的社会心理发展任务，从而出现自闭症的相关症状。我们认为，自闭症是和依恋相关的创伤经历有关的。

创伤后应激障碍和自闭症的典型症状

　　创伤再体验是创伤后应激障碍的核心症状之一。对患有创伤后应激障碍的孩子来说，他们会在游戏中重现创伤事件的主题，或在梦境中重新体验创伤相关经历。自闭症患儿的父母经常报告孩子晚上频繁夜醒的问题[10]。这或许与创伤相关的梦境有关。

创伤后应激障碍的第二个核心症状是创伤经历或相关负性情绪、认知的回避。回避也是自闭症的一个重要特征。

首先，自闭症患儿表现出明显的对人的回避。他们会避免与人的目光对视，并且经常把手放在眼睛的位置晃手（一种典型的刻板行为）。这些行为可以帮助他们避免和人有直接的接触。如果我们认为创伤体验来自和人的交往，那么这些儿童把他人知觉成"危险的"，并且出于自我保护的动机避免和人交往，就可以理解了。自闭症儿童甚至会回避和父母的交往。他们往往和父母缺乏情感链接，并且亲子关系通常也是有问题的[11]。

其次，自闭症患儿有明显的兴趣减退或对重要活动的参与意识缺乏。这和创伤后应激障碍中回避症状的表现一致。他们的兴趣通常非常狭窄，对同龄人感兴趣的活动缺乏兴趣。

创伤后应激障碍的第三个核心症状是高警觉性。表现出这组症状的儿童通常会：（1）难以入睡或频繁夜醒；（2）容易激惹；（3）注意力难以集中。睡眠障碍在自闭症患儿中非常普遍。根据近期发表的一项元分析的结果，自闭症和睡眠障碍的共病率在45%到86%之间[10]。失眠和频繁夜醒是最常见的问题。这些儿童的睡眠质量差[12]，有些人会有梦游、说梦话和噩梦等表现[13]。在自闭症患儿中，注意力不集中的问题也很普遍。根据一项研究调查，自闭症和多动症的共病率在37%到78%之间[14]。注意力问题被看作自闭症和多动症的共同表现[15]。

自闭症儿童的语言缺损在创伤后应激障碍患者中也有体现。有研究认为，创伤后应激障碍患者也会有神经认知受损，这与海马体的结构和功能损害有关[16]。在行为实验中，创伤后应激障碍患者的言语和非言语工作记忆任务的表现都低于正常被试[17]。因为工作记忆对于语言获取等复杂认知任务的进行有重要作用，我们认为，创伤后应激障碍对于儿童语言技能有损害作用，尤其对于处在语言发展关键期的孩子，这种损害作用更为明显。虽然我们没有找到创伤后压力与自闭症儿童语言问题有关的直接证据，但有一些间接证据支持我们的观点。在对难民第二语言学习的研究中，荷兰及瑞典的研究者都发现，复杂型创伤后应激障碍、创伤事件数量与难民的第二语言水平有显著负相关[18~19]。目前一项针对儿童创伤后应激障碍的研究也支持，创伤后压力与儿童的表达性语言能力有负相关[20]。与涉及创伤后应激障碍患者的研究的结果类似，在自闭症儿童中，工作记忆缺陷和语言能力受损有关[21]。从这些间接证据中，我们可以推测，自闭症儿童的语言缺陷或许与其在婴儿期或儿童早期发病的创伤后应激障碍症状有关。

总的来说，所有的创伤后应激障碍的症状在自闭症儿童中都能够观察到，且自闭症的主要症状能够放在创伤后应激障碍的诊断框架中。自闭症儿童经历的创伤性事件主要为人际间创伤——尤其是与主要照料者之间的依恋相关创伤。根植于创伤性事件中的恐惧会导致儿童对社会交往的回避，进而导致其社会功能的缺损。刻板行为的功能则在于帮助自闭症儿童获得控制感，帮助他们缓解焦虑。睡眠障碍是创伤后应激障碍的高警觉症状的表现。语言发展延迟和缺损或许也是创伤后应激障碍的结果。

创伤暴露与先天易感性的交互作用

如前文所述，我们提出，自闭症是婴儿时期发病的创伤后应激障碍，其发病与依恋相关的创伤经历有关。尽管有大量证据表明，早年与照料者的分离、负性教养行为等创伤经历对年幼儿童的心理健康有负性影响[22~25]，但是并不是所有拥有这些经历的儿童都会出现自闭症系谱障碍。识别出自闭症发病相关的先天易感因素，并阐明其与创伤经历的交互作用在自闭症发病中的相关机制，对于完善本假说有重要作用。基于现有研究结果及我们的临床观察，我们提出了以下两个先天易感因素。

智力发展的突出及不均衡

越来越多的证据表明，很多自闭症儿童其实智力水平是很高的。这些儿童拥有突出的"学者型"技能，如日历计算、机械记忆、心算、音乐记忆和写实型绘画等[26~28]。在检验空间旋转、视觉推理等能力的认知任务中，自闭症儿童的得分常常高于同龄的正常发展儿童[29~30]。最近的基因研究发现，自闭症相关的等位基因与高智商、高受教育程度相关的等位基因有高度重合[31~33]。在我们提到的案例中，雷在两岁时，就已经能够认识超过100个汉字，是领先同龄人的表现。

这些结果似乎与自闭症常常伴随的智力缺陷有明显矛盾[34]。Crespi（2016）通过提出自闭症儿童拥有超高而发展不均衡的智力特点这一观点，解决了这一悖论。他认为，自闭症儿童在社交和语言方面存在明显劣势，但在知觉、空间推理能力等方面拥有明显优势。学者型特征是自闭症儿童智力发展不均衡的典型例子。

Crespi同时提出，突出且不均衡的智力发展特点是自闭症患病的重要因素。自闭症儿童超常的知觉能力与其感觉超敏有关。这些而儿童对于包括视觉[35]、听觉[36~37]、触觉[38~39]等感觉通道的刺激有高于正常发展儿童的敏感性。

因为对感觉刺激超敏，自闭症儿童通常要暴露在感觉超载的环境中。对一般发展儿童来说正常的刺激，对于自闭症儿童有可能就是不能耐受的。在新鲜或刺激超载的情境中，他们会表现出很强的焦虑，甚至惊恐。著名自闭症患者Temple Grandin在书中，对这种经历进行了生动的描述："被轻轻触碰一下，似乎都会让我的神经系统呜咽，我的神经末梢似乎都卷曲起来。"[40]据此，我们可以理解自闭症儿童回避新鲜或不可预测情境的原因。如果这种对经历的主动回避行为在年龄很小的时候就被激发出来，这些儿童就难以获取一些基本信息，用以更加复杂的抽象思维和语言[41]。在这种情况下，智力和语言的进一步发展就会受到损害。

感觉超敏有可能是遗传的结果，这导致这些儿童更容易被创伤而陷入痛苦的体验中。当他们暴露在正常或者轻微负性的事件中时，创伤后压力症状就有可能被引发。从这个角度看，我们假设，感觉超敏是自闭症发病的一个危险因素，它增强了创伤性经历与自闭症之间的关系。同时，创伤后应激障碍的高警觉症状可能加重自闭症患儿的感觉超敏反应，如此形成恶性循环。

焦虑和恐惧

大量研究表明，自闭症儿童的压力管理能力较差，焦虑水平较高[42~43]。他们比正常发展儿童更容易出现焦虑障碍[44~45]。

有研究表明，焦虑情绪与自闭症儿童的症状水平有关：高水平的焦虑对应更多的重复刻板行为[46]。同时，局限的兴趣可能是自闭症儿童在无法处理焦虑等负性情绪时，选择的不良应对方式[47]。由于自闭症儿童家长的人格特质中往往会有高特质焦虑，自闭症儿童的焦虑特质或许与遗传因素有关[48~49]。

除了焦虑之外，恐惧是自闭症儿童的另一种重要负性情绪体验。近年来的研究发现，自闭症儿童的大脑对恐惧情绪的加工过程不同寻常。自闭症动物模型在受到恐惧刺激时，恐惧记忆会被增强，恐惧体验容易泛化[50]。

现有研究认为，自闭症儿童的焦虑和恐惧情绪与其感觉超敏有关[51~52]。这些情绪是个体在感觉超载下的正常反应。另外，基于自闭症儿童特有的神经基础，他们会表现出高情绪性的特点，从而可能放大其焦虑和恐惧体验[41]。提出这一观点的是Markram和Markram（2010）。他们的激烈世界理论（the intense world theory）认为，以杏仁核的高反应性和高可塑性为生理基础的高情绪性是自闭症的潜在危险因子。高情绪性可能使自闭症更容易出现特质化的焦虑和恐惧。这一理论已经得到了一定的实证支持。例如，有研究发现，自闭症儿童在面对面孔、眼睛等社交线索时，杏仁核区域会出现过度激活的表现[53~55]。尽管自闭症儿童可能有能力去关注社交线索，体验情绪并且共情他人，但是由于情感上的高负担，他们会选择回避这样做。

将自闭症的激烈世界理论和我们的创伤后应激障碍假说进行整合，我们提出，对于在神经基础上表现出高情绪性的个体来说，他们会带着很高的警觉性来审视周围环境。他们倾向于高估环境中的风险，面对稍有挑战的环境，就容易出现过高的焦虑和恐惧反应。由于这些特征，自闭症儿童对于稳定、安全的环境有更高的需求。一个足够敏感、温暖和稳定的照料者或许能够安抚这样的孩子，能够成为其安全基地，并帮助他们建立信任感。然而，"一般敏感"的父母在养育中会遇到很大的困难，他们也许难以理解这些孩子的需求，从而可能无法与这些孩子建立安全的依恋关系。同时，这些孩子对早年分离、频繁更换照料者等的依恋相关创伤更加敏感。这些依恋创伤事件可能会引发孩子的创伤应激反应。

对自闭症儿童的创伤治疗

基于依恋相关创伤与自闭症发病有关的假设，我们在对自闭症儿童的干预中，遵循创伤治疗的原则。

我们的干预将焦点放在帮助自闭症儿童及其父母重新建立安全依恋关系，帮助其建立安全感和控制感上。与目前自闭症儿童干预的主流方法不同，我们不直接处理孩子的自闭症症状，而更强调对父母的干预。

第一，我们会关注父母的焦虑、愤怒、沮丧等负面情绪，并帮助他们良好应对。我们先前的研究发现，父母的负性情绪会传递给儿童，进而加重孩子的自闭症症状；他们的正性情绪同样会传递给儿童，帮助孩子放松，并减少其症状[56]。

第二，我们认为，良好的亲子关系是发展良好人际技巧的基础。因此，在干预中，我们会指导父母如何与孩子进行正性互动。例如，为了增加孩子与父母对视的机会，父母应该努力保持积极的表情。由于自闭症儿童的父母往往承受着很大的压力，难以保持积极心态，我们强调在家庭治疗中给予父母支持。另外，我们会跟父母讨论如何理解自闭症儿童的行为及动机，以便他们更好地理解孩子的需求，并且在适当的时机给予正确的安抚。例如，如果父母能够意识到孩子在玩手、转圈和咬手指这些行为背后的焦虑情绪，他们就能够理解帮助孩子去除焦虑来源的重要性，而不是一味限制孩子的这些行为。我们认为，自闭症儿童是有在发送社交信号的，尽管这种信号通常很微弱。如果父母对孩子的行为模式很了解，他们就能够捕捉到这样的社交信号，并且给予孩子适当的反馈。了解孩子的行为，不仅能够让孩子感到被理解和安抚，也能够让家长体验到更强的养育效能感，更不容易被挫败。

第三，我们也强调为孩子提供稳定、安全、简单的家庭和学习环境（小学、幼儿园等）。因为自闭症儿童对人际威胁的高敏感性，减少社交刺激其实是很重要的。在治疗的最初阶段，孩子的互动者应该限于很小一部分人，最好是他们的父母。在我们的家庭治疗中，我们的目标是帮助家长和孩子重建安全的依恋关系。我们认为，当孩子对社交的焦虑和恐惧情绪没有那么强烈的时候，他们能够把在与父母互动中学到的社交技能，迁移到与他人的交往中。在幼儿园或者小学，在不影响他人的前提下，自闭症儿童应该被允许离别的孩子更远一些，甚至在他们感到不舒服的时候，能够离开教室。学校强调的一些行为规范和纪律，对于这些孩子来说也许是不适用的。因为太多的行为限制可能增加他们的社交负担，从而引发他们的焦虑情绪。只有当自闭症儿童认为他们的环境是安全的时候，他们才可能开始探索性行为。

第四，我们不针对语言问题让自闭症儿童接受任何直接训练。根据我们的假设，自闭症儿童的语言缺陷是创伤后应激障碍的结果。在创伤被修复后，语言功能将能够自动恢复。我们的临床观察符合这一假设。在我们的案例中，当孩子感到社会关系足够安全的时候，他们的语言是能够重新发展起来的。因此，我们认为，重要的是修复心理创伤，而不是进行语言能力训练。

结 论

与针对自闭症儿童的其他干预方法相比，我们的干预理念与《儿子，站起来！》（*Son Rise*）一书作者的理念有类似之处。我们都强调对儿童症状的接纳，减少社交刺激，以及注意与孩子维持良好的亲子关系[57]。基于这些理念，我们反对高强度的行为技能训练，并且认为这种训练不利于孩子获得安全感和控制感。

参考文献

1.Association AP. Diagnostic and statistical manual of mental disorders, fifth edition. Wahington, DC: American Psychiatric Publishing; 2013.

2.Baird G, Simonoff E, Pickles A, et al. Prevalence of disorders of the autism spectrum in a population cohort of children in South Thames: the Special Needs and Autism Project (SNAP). *Lancet* 2006; 368(9531): 210−5.

3.Idring S, Lundberg M, Sturm H, et al. Changes in Prevalence of Autism Spectrum Disorders in 2001‐2011: Findings from the Stockholm Youth Cohort. *Journal of Autism and Developmental Disorders* 2015; 45(6): 1766−73.

4.Rice C. Prevalence of Autism Spectrum Disorders —Autism and Developmental Disabilities Monitoring Network, 14 Sites, United States, 2008 2012. https://www.cdc.gov/mmwr/pdf/ss/ss6103.pdf.

5.Currenti SA. Understanding and Determining the Etiology of Autism. *Cellular and Molecular Neurobiology* 2009; 30(2): 161−71.

6.Erikson EH. Identity, Youth and Crisis. New York: Norton; 1968.

7.Naber FBA, Swinkels SHN, Buitelaar JK, et al. Attachment in Toddlers with Autism and Other Developmental Disorders. *Journal of Autism and Developmental Disorders* 2007; 37(6): 1123-38.

8.Rutgers AH, Bakermans-Kranenburg MJ, van Ijzendoorn MH, van Berckelaer-Onnes IA. Autism and attachment: a meta-analytic review. *Journal of Child Psychology and Psychiatry* 2004; 45(6): 1123-34.

9.Rutgers AH, van Ijzendoorn MH, Bakermans-Kranenburg MJ, et al. Autism, Attachment and Parenting: A Comparison of Children with Autism Spectrum Disorder, Mental Retardation, Language Disorder, and Non-clinical Children. *Journal of Abnormal Child Psychology* 2007; 35(5): 859-70.

10.Herrmann S. Counting Sheep: Sleep Disorders in Children With Autism Spectrum Disorders. *Journal of Pediatric Health Care* 2016; 30(2): 143-54.

11.Van Ijzendoorn MH, Rutgers AH, Bakermans-Kranenburg MJ, et al. Parental Sensitivity and Attachment in Children With Autism Spectrum Disorder: Comparison With Children With Mental Retardation, With Language Delays, and With Typical Development. *Child Development* 2007; 78(2): 597-608.

12.Tessier S, Lambert A, Scherzer P, Jemel B, Godbout R. REM sleep and emotional face memory in typically-developing children and children with autism. *Biological Psychology* 2015; 110: 107-14.

13.Tsai F-J, Chiang H-L, Lee C-M, et al. Sleep problems in children with autism, attention-deficit hyperactivity disorder, and epilepsy. *Research in Autism Spectrum Disorders* 2012; 6(1): 413-21.

14.Stevens T, Peng L, Barnard-Brak L. The comorbidity of ADHD in children diagnosed with autism spectrum disorder. *Research in Autism Spectrum Disorders*. 2016; 31: 11-8.

15.Visser JC, Rommelse NNJ, Greven CU, Buitelaar JK. Autism spectrum disorder and attention-deficit/hyperactivity disorder in early childhood: A review of unique and shared characteristics and developmental antecedents. *Neuroscience &*

Biobehavioral Reviews 2016; 65: 229－63.

16.Shin LM, Rauch SL, Pitman RK. Amygdala, Medial Prefrontal Cortex, and Hippocampal Function in PTSD. *Annals of the New York Academy of Sciences* 2006; 1071(1): 67－79.

17.Honzel N, Justus T, Swick D. Posttraumatic stress disorder is associated with limited executive resources in a working memory task. *Cognitive, Affective, & Behavioral Neuroscience* 2014; 14(2): 792－804.

18.Vuijk V, Kleijn WC, Smid GE, Smith AJ. Language acquisition in relation to complex PTSD.. *European Psychiatry* 2011: P02－493.

19.Söndergaard HP, Theorell T. Language acquisition in relation to cumulative posttraumatic stress disorder symptom load over time in a sample of resettled refugees. *Psychotherapy and Psychosomatics* 2004; 73(5): 320－3.

20.Kavanaugh B, Holler K. Executive, Emotional, and Language Functioning Following Childhood Maltreatment and the Influence of Pediatric PTSD. *Journal of Child & Adolescent Trauma* 2014; 7(2): 121－30.

21.Schuh JM, Eigsti I. Working Memory, Language Skills, and Autism Symptomatology. *Systems Research and Behavioral Science* 2012; 2(4): 207－18.

22.Leinonen JA, Solantaus TS, Punamäki R－L. Parental mental health and children's adjustment: the quality of marital interaction and parenting as mediating factors. *Journal of Child Psychology and Psychiatry* 2003; 44(2): 227－41.

23.Schore AN. The effects of early relational trauma on right brain development, affect regulation, and infant mental health. *Infant Mental Health Journal* 2001; 22(1－2): 201－69.

24.Silove D, Manicavasagar V, Curtis J, Blaszczynski A. Is early separation anxiety a risk factor for adult panic disorder?: A critical review. *Comprehensive Psychiatry* 1996; 37(3): 167－79.

25.Vostanis P, Graves A, Meltzer H, Goodman R, Jenkins R, Brugha T. Relationship between parental psychopathology, parenting strategies and child mental health. *Social Psychiatry and Psychiatric Epidemiology* 2006; 41(7): 509−14.

26.Baron−Cohen S, Ashwin E, Ashwin C, Tavassoli T, Chakrabarti B. Talent in autism: hyper−systemizing, hyper−attention to detail and sensory hypersensitivity. *Philosophical Transactions of the Royal Society B: Biological Sciences* 2009; 364(1522): 1377−83.

27.Meilleur A−AS, Jelenic P, Mottron L. Prevalence of Clinically and Empirically Defined Talents and Strengths in Autism. *Journal of Autism and Developmental Disorders* 2015; 45(5): 1354−67.

28.Treffert DA. Savant Syndrome: Realities, Myths and Misconceptions. *Journal of Autism and Developmental Disorders* 2014; 44(3): 564−71.

29.Mottron L, Dawson M, Souli è res I, Hubert B, Burack J. Enhanced Perceptual Functioning in Autism: An Update, and Eight Principles of Autistic Perception. *Journal of Autism and Developmental Disorders* 2006; 36(1): 27−43.

30.Shah A, Frith U. Why do autistic individuals show superior performance on the block design task? *J Child Psychol Psychiatry* 1993; 34(8): 1351－64.

31.Buliksullivan B, Finucane HK, Anttila V, et al. An atlas of genetic correlations across human diseases and traits. *Nature Genetics* 2015; 47(11): 1236.

32.Clarke T, Lupton MK, Fernandezpujals AM, et al. Common polygenic risk for autism spectrum disorder (ASD) is associated with cognitive ability in the general population. *Molecular Psychiatry* 2015; 21(3): 419.

33.Hagenaars SP, Harris SE, Davies G, et al. Shared genetic aetiology between cognitive functions and physical and mental health in UK Biobank (N=112 151) and 24 GWAS consortia. *Molecular Psychiatry* 2016; 21(11): 1624−32.

34.Charman T, Pickles A, Simonoff E, Chandler S, Loucas T, Baird G. IQ in children with autism spectrum disorders: data from the Special Needs and Autism Project (SNAP). *Psychological Medicine* 2011; 41(03): 619−27.

35.Bertone A, Mottron L, Jelenic P, Faubert J. Enhanced and diminished visuo−spatial information processing in autism depends on stimulus complexity. *Brain* 2005;

128(10): 2430-41.

36.Heaton P, Hudry K, Ludlow AK, Hill E. Superior discrimination of speech pitch and its relationship to verbal ability in autism spectrum disorders. *Cognitive Neuropsychology* 2008; 25(6): 771-82.

37.Lucker JR. Auditory Hypersensitivity in Children With Autism Spectrum Disorders. *Focus on Autism and Other Developmental Disabilities* 2013; 28(3): 184-91.

38.Blakemore S, Tavassoli T, Calo S, et al. Tactile sensitivity in Asperger syndrome. *Brain and Cognition* 2006; 61(1): 5-13.

39.Cascio CJ, Mcglone F, Folger SE, et al. Tactile perception in adults with autism: a multidimensional psychophysical study. *Journal of Autism and Developmental Disorders* 2008; 38(1): 127-37.

40.Grandin T. Thinking in pictures. New York: Vintage; 1996.

41.Markram K, Markram H. The Intense World Theory - A Unifying Theory of the Neurobiology of Autism. *Frontiers in Human Neuroscience* 2010; 4: 224-.

42.Gillott A, Furniss F, Walter A. Anxiety in High-Functioning Children with *Autism*. Autism 2001; 5(3): 277-86.

43.MacNeil BM, Lopes VA, Minnes PM. Anxiety in children and adolescents with Autism Spectrum Disorders. *Research in Autism Spectrum Disorders* 2009; 3(1): 1-21.

44.Kim JA, Szatmari P, Bryson SE, Streiner DL, Wilson FJ. The Prevalence of Anxiety and Mood Problems among Children with Autism and Asperger Syndrome. *Autism* 2000; 4(2): 117-32.

45.White SW, Oswald D, Ollendick T, Scahill L. Anxiety in children and adolescents with autism spectrum disorders. *Clinical Psychology Review* 2009; 29(3): 216-29.

46.Rodgers J, Riby DM, Janes E, Connolly B, Mcconachie H. Anxiety and Repetitive Behaviours in Autism Spectrum Disorders and Williams Syndrome: A

Cross-Syndrome Comparison. *Journal of Autism and Developmental Disorders* 2012; 42(2): 175-80.

47.Spiker MA, Lin CE, Van Dyke M, Wood JJ. Restricted interests and anxiety in children with autism. *Autism* 2011; 16(3): 306-20.

48.Losh M, Childress D, Lam K, Piven J. Defining key features of the broad autism phenotype: A comparison across parents of multiple- and single-incidence autism families. *American Journal of Medical Genetics Part B: Neuropsychiatric Genetics* 2008; 147B(4): 424-33.

49.Murphy M, Bolton PF, Pickles A, Fombonne E, Piven J, Rutter M. Personality traits of the relatives of autistic probands. *Psychological Medicine* 2000; 30(6): 1411-24.

50.Markram K, Rinaldi T, Mendola DL, Sandi C, Markram H. Abnormal Fear Conditioning and Amygdala Processing in an Animal Model of Autism. *Neuropsychopharmacology* 2007; 33(4): 901-12.

51.Mazurek MO, Vasa RA, Kalb LG, et al. Anxiety, Sensory Over-Responsivity, and Gastrointestinal Problems in Children with Autism Spectrum Disorders. *Journal of Abnormal Child Psychology* 2012; 41(1): 165-76.

52.Green SA, Bensasson A. Anxiety Disorders and Sensory Over-Responsivity in Children with Autism Spectrum Disorders: Is There a Causal Relationship? *Journal of Autism and Developmental Disorders* 2010; 40(12): 1495-504.

53.Dalton KM, Nacewicz BM, Johnstone T, et al. Gaze fixation and the neural circuitry of face processing in autism. *Nat Neurosci* 2005; 8(4): 519-26.

54.Kleinhans NM, Johnson LC, Richards T, et al. Reduced Neural Habituation in the Amygdala and Social Impairments in Autism Spectrum Disorders. *American Journal of Psychiatry* 2009; 166(4): 467-75.

55.Monk CS, Weng S-J, Wiggins JL, et al. Neural circuitry of emotional face processing in autism spectrum disorders. *Journal of Psychiatry & Neuroscience : JPN* 2010; 35(2): 105-14.

56.Zhou T, Yi C. Parenting Styles and Parents' Perspectives on How Their Own Emotions Affect the Functioning of Children with Autism Spectrum Disorders. Family process 2014; 53(1): 67−79.

57.Kaufman BN. Son−rise. New York: Harper & Row Publishers; 1976.